1日 1問 脳活 まちがいさがし 180日

JN014632

世界文化社

『1日1問 脳活まちがいさがし180日』
目次

まちがいさがし

鏡まちがいさがし	ジグソーパズル
点つなぎ	順番迷路
隠し絵	ないものさがし
シルエットパズル	形さがし
ワープ迷路	順番当て
ペアさがし	さがしもの

1日1問、パズルで
脳を成長させましょう！

公立諏訪東京理科大学　医療介護・健康工学部門長

篠原　菊紀

脳の力のピークは
思ったより遅い

このドリルでは脳を鍛えることを目指しています。

たとえば、1～9の数字それぞれに、○△×……などの記号を割り当て、「238671」などの数字列に対応する記号を素早く書き込んでいくようなテストがあります。こうしたテストの成績は、18歳をピークにして年とともに低下してしまいます。

そしてこういう力が低下すると、仕事や家事のパフォーマンスが落ちてきたり、運転ミスが起きやすくなったりします。だから、情報処理能力や短期的な記憶力を、このドリルで鍛えましょうというのが、この本の狙いです。

しかし、ここで押さえておいていただきたいのは、脳の力のピークは案外遅いということです。アメリカ・マサチューセッツ工科大学の認知科学者ハーツホーンらの研究によれば、総合的な情報処理能力と記憶力のピークは18歳、名前を記憶する力は22歳ですが、顔認識力は32歳、集中力は43歳、感情認識力は48歳、計算能力は50歳、新しい情報を学び、理解する能力も50歳で、なんと語彙力のピークは67歳だそうです。

脳には、経験によって知識や知恵を増やすことで伸びていく力も多いわけです。そして、人間は90歳からでも外国語を習得することが可能です。これは18歳がピークとされる記憶力であっても、伸びることがあるためです。

脳の力は年とともに伸びていく、成長させることができる、そういう側面が強いことをしっかり踏まえ、「年だから」とあきらめずに脳トレにチャレンジしてみてください。

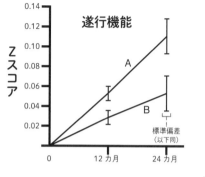
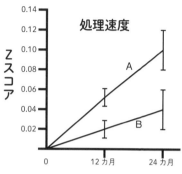

標準偏差は、データのばらつき具合を示す値です。
Ｚスコアが高ければ、テストの成績がいいことを表します。

遂行機能

処理速度

Ｚスコア

※参考：カロリンスカ研究所、ミイア・キビペルト

脳の力は鍛えれば
何歳からでも伸びる

上の２つのグラフをご覧ください。これは、スウェーデンのカロリンスカ研究所のミイア・キビペルトらが、60〜77歳の高齢者、1260人を２つのグループに振り分け、一方には健康的食事・運動・脳トレ・血圧などの血管疾患リスク因子管理を行い（Ａグループ）、一方には健康相談のみを行った（Ｂグループ）時の実験の結果を表したものです。

２年間の追跡調査の結果、「遂行機能」テストでは83%、「処理速度」テストでは150%、Ａグループがグループの成績を上回りま

した。脳トレ、運動、バランスのいい食事、血圧などの健康管理が脳を守り、鍛えるわけです。

また、ここで注目してもらいたいのは、Ｂグループであっても、成績が伸びている点です。年１回程度の遂行機能テストや処理速度テストで成績が大きく伸びるのです。遂行機能は何かを頭に覚えておきながら何かを実行していく機能です。処理速度はそれを素早く行う力。

本書で伸ばそうと思っている、あるいは、このパズルができるかできないかに大きくかかわるのもこの２つの力です。どちらのグループも力が伸びますが、最も成

績の高い人と低い人とではかなりの差があることも事実です。では、なぜこのような差がでるのか、その理由をご説明しましょう。

脳トレのポイントは
「ワーキングメモリ」

みなさんは「ワーキングメモリ」という言葉を聞いたことがありますか？　遂行機能と処理速度を伸ばすために、本書に掲載されているパズルは、「脳のメモ帳」ともいわれるワーキングメモリの力を多く使うものを選んでいます。

わたしたち人間は、このワーキングメモリを使って、日常的に学習や仕事をし、人とかかわりながら生きています。何らかの知的作業を行う際に、欠かせない力です。

ところが、このワーキングメモリは、年齢とともに衰えやすい力でもあります。また、年齢を重ねるほど、人によって力の差に開きが出てくることがわかっています。日常的に、しっかりと頭を使っている人、日頃から体を動かし生活に有酸素運動を取り入れている人は、力が落ちにくいのです。

だからこそ、できるだけ早い段階からしっかりワーキングメモリを鍛える必要があります。パズルをがっちり行い、体を動かすことを怠らずに、頭と体の健康管理に努めましょう。

やる気の維持には
続けることが大事

脳トレの効果の報告は週5回のトレーニングのもの、週3回のトレーニングのもの、月1回程度のものなど多様ですが、それなりの効果が見込めます。

たとえば、先ほど紹介したミイア・キビペルトの調査では、年1回の認知テストでもテスト成績の向上が見込めています。ですから、その気になった時に一気に取り組み、あとはほうっておくのもありです。しかし毎日行うと、やる気にかかわる線条体と呼ばれる部分が活性化し、やる気が維持しやすくなります。

年をとると新しいことにチャレンジする機会が少なくなり、その分、頭を使う機会が減ります。1日1問、180問チャレンジは大事です。頑張ってチャレンジしてください。

「ワーキングメモリ」チェックテスト

**ワーキング
メモリとは？**　ワーキングメモリは記憶や情報を一時的に保持して、何らかの作業を遂行していく機能で、知的活動の中核的機能だと考えられています。

【テストの準備】

| ほし | ねこ | さくら | でんしゃ | ふじさん |

　こうしたテストは、高齢者の自動車運転の免許証更新時にも使われています。まず、テストの答えを記入できる紙を用意してください。次に、上にある5つの言葉を覚えます。5つを見ずに、声に出してすべて言えるようになるまで繰り返しましょう。覚えられたら、何かで隠しておいて、下の【問題】に答えてください。

問題1
コンビニで売られているものを、2分間でできるだけ書き出してください。

問題2
最初に覚えた5つの言葉を、2分間で書き出してください。

【点数の付け方】
　【問題1】は解答数×2点、【問題2】は解答数×6点で点数を計算し、その合計点を出してください。ワーキングメモリ力が20点以下ならやや低く、31点以上ならやや高くなります。21〜30点で平均的です。

あなたのワーキングメモリ力（りょく）

0〜10点…	低い
11〜20点…	やや低い
21〜30点…	普通
31〜40点…	やや高い
41〜50点以上…	とても高い

ワーキングメモリは、人間が活動する上でとても重要な機能です。このチェックテストを1カ月に1度程度、定期的に行うよう、心掛けましょう。

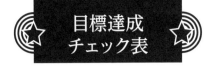

目標達成 チェック表

問題を解き終えたら、かかった時間を書き込みましょう。折れ線グラフにすると見やすくなります。約半年間の脳トレを記録することで、成果が実感できます。

ワーキングメモリ力チェックテスト

実施日		得点
月	日	点
月	日	点
月	日	点

	0	3分	5分	7分	10分以上
001日目					
002日目					
003日目					
004日目					
005日目					
006日目					
007日目					
008日目					
009日目					
010日目					
011日目					
012日目					
	0	3分	5分	7分	10分以上

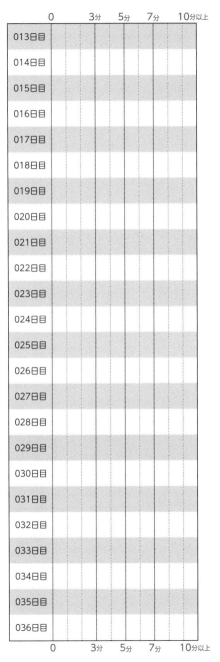

	0	3分	5分	7分	10分以上
013日目					
014日目					
015日目					
016日目					
017日目					
018日目					
019日目					
020日目					
021日目					
022日目					
023日目					
024日目					
025日目					
026日目					
027日目					
028日目					
029日目					
030日目					
031日目					
032日目					
033日目					
034日目					
035日目					
036日目					
	0	3分	5分	7分	10分以上

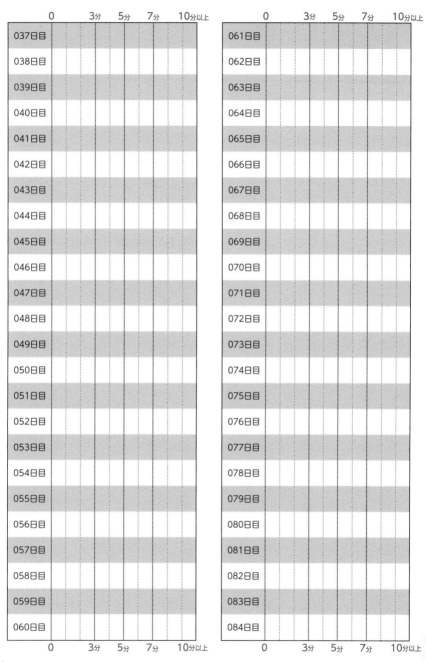

	0	3分	5分	7分	10分以上
037日目					
038日目					
039日目					
040日目					
041日目					
042日目					
043日目					
044日目					
045日目					
046日目					
047日目					
048日目					
049日目					
050日目					
051日目					
052日目					
053日目					
054日目					
055日目					
056日目					
057日目					
058日目					
059日目					
060日目					

	0	3分	5分	7分	10分以上
061日目					
062日目					
063日目					
064日目					
065日目					
066日目					
067日目					
068日目					
069日目					
070日目					
071日目					
072日目					
073日目					
074日目					
075日目					
076日目					
077日目					
078日目					
079日目					
080日目					
081日目					
082日目					
083日目					
084日目					

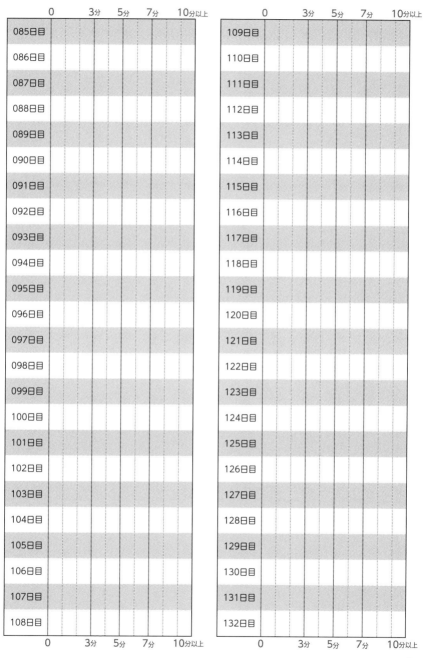

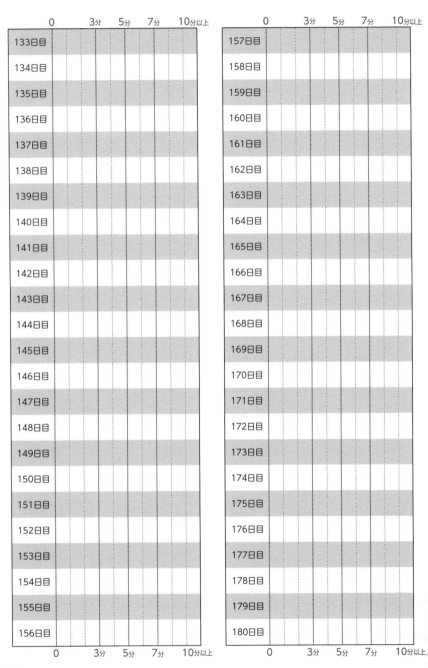

	0	3分	5分	7分	10分以上
133日目					
134日目					
135日目					
136日目					
137日目					
138日目					
139日目					
140日目					
141日目					
142日目					
143日目					
144日目					
145日目					
146日目					
147日目					
148日目					
149日目					
150日目					
151日目					
152日目					
153日目					
154日目					
155日目					
156日目					

	0	3分	5分	7分	10分以上
157日目					
158日目					
159日目					
160日目					
161日目					
162日目					
163日目					
164日目					
165日目					
166日目					
167日目					
168日目					
169日目					
170日目					
171日目					
172日目					
173日目					
174日目					
175日目					
176日目					
177日目					
178日目					
179日目					
180日目					

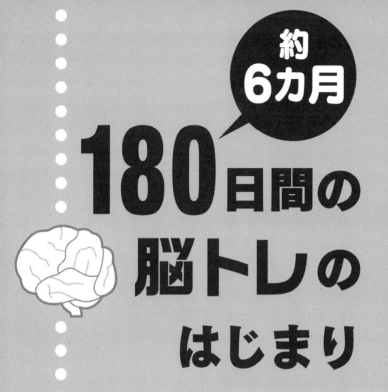

約
6カ月

180日間の脳トレのはじまり

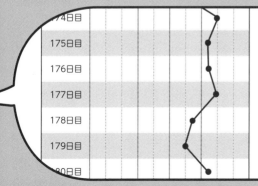

174日目								
175日目								
176日目								
177日目								
178日目								
179日目								
180日目								

解けた時間に点をつけてチェック！ 線で結ぶと、成果がわかりやすくなります。

パズル紹介 ▌▌▌

本書は「まちがいさがし」を中心に構成されていますが、ほかにも脳を刺激するさまざまなパズルを掲載しています。ここで、おもなパズルとそのルールをご紹介します。

まちがいさがし

一見すると同じように見える2枚のイラストを見比べて、指定の数だけ違っているところをさがします。

「鏡まちがいさがし」では、鏡に映った左右対称の2枚のイラストで違っているところをさがします。

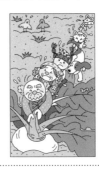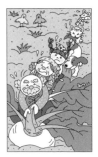

点つなぎ

1、2、3…と1から順番に、直線で点と点をつないでいきます。

最後の点（いちばん大きな数字の点）までつなぐと、何かの絵が現れます。どんな絵が出てくるかを楽しみにして、点をつないでいきましょう。

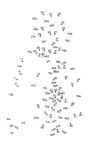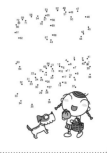

ワープ迷路

スタートからゴールを目指します。入り組んだ道を抜けて進みましょう。

ただし、「ワープ」迷路ですので、マークのあるところに来たら、もう1つある同じマークのところまで飛んで（ワープして）進みます。

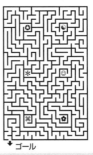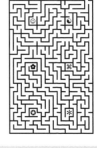

シルエットパズル

左上のシルエットと同じ形をしているものを 1 つ見つけます。

　イラストはさまざま、イラストの向きもまちまちですが、同じ輪郭を持つものは、1 つだけです。余計な要素に惑わされずにさがしましょう。

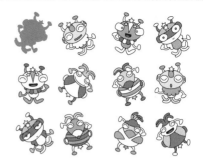

ペアさがし

並んだイラストの中から、同じイラストをペアにしていきます。

　ペアになるイラストをすべて見つけると、2 つのイラストがペアにならずに残ります。よく似ているものもあるので、注意深くさがしましょう。

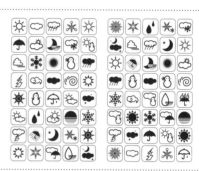

ジグソーパズル

右にあるピースは、左にあるイラストをバラバラにしたものです。

　うまく組み合わせて、左にあるイラストを復元してください。ただし、不要なピースが 1 つ混ざっています。紛らわしいので、騙されないように注意。

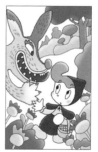
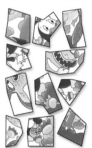

形さがし

指定された形と同じ形を、イラストの中から複数さがします。

　大きさは大きかったり小さかったりさまざまです。思いがけないところに隠れているので、全体を見渡してさがしましょう。

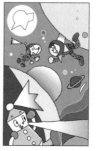
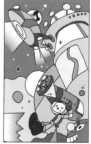

まちがいさがし

001
日目

活性化される脳の部位
頭頂葉、前頭葉

強化される能力
注意力

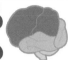

目標
5分 30秒

学習日

月　　　　　日

かかった時間

分　　　　秒

この問題の答えは **374** ページ

まちがい **6**こ

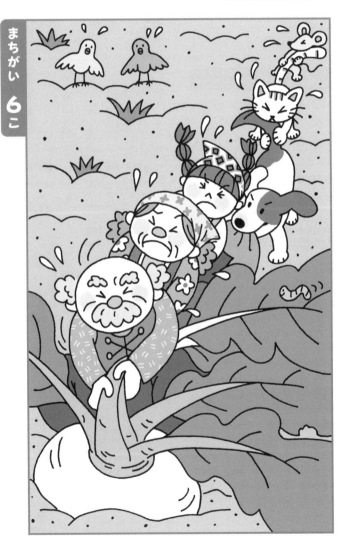

14

力を合わせて

みんなで力を合わせれば、こんな大きなカブだって抜けるはず。
犬も猫もネズミも頑張れ！

　2枚の絵を見比べて、違っているところを探してください。

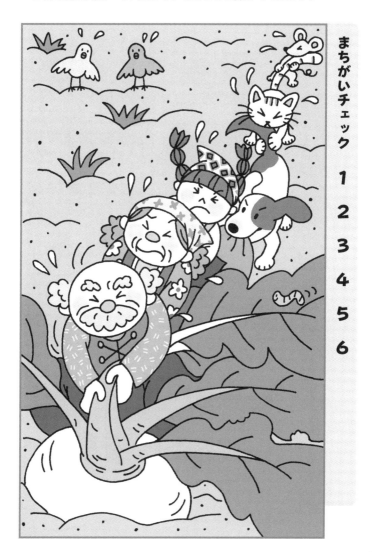

まちがいチェック

1
2
3
4
5
6

15

活性化される脳の部位
頭頂葉、前頭葉
強化される能力
注意力

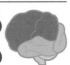

学習日
　　　　　月　　　　　日
かかった時間
　　　　　分　　　　　秒
この問題の答えは 374 ページ

まちがい **5**こ

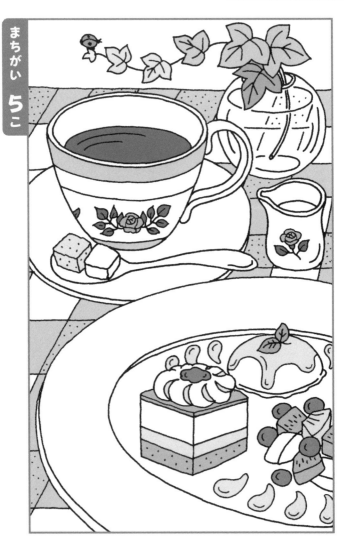

16

ほっと、ひと息

紅茶とスイーツで、ティーブレイク。甘いものを食べて、幸せな気分に浸りましょう。

　2枚の絵を見比べて、違っているところを探してください。

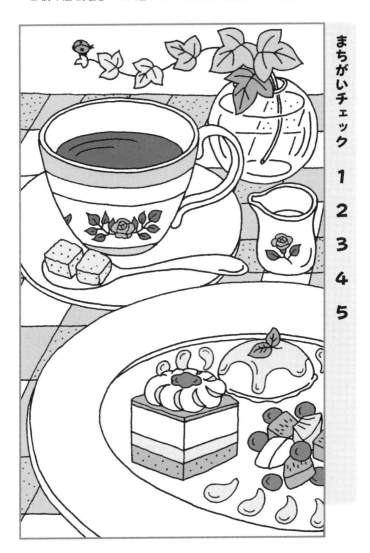

まちがいチェック

1
2
3
4
5

まちがいさがし

003
日目

活性化される脳の部位
頭頂葉、前頭葉
強化される能力
注意力

目標
3分 **00**秒

学習日

　　　　　　月　　　　　　日

かかった時間

　　　　　　分　　　　　秒

この問題の答えは**374**ページ

まちがい **6**こ

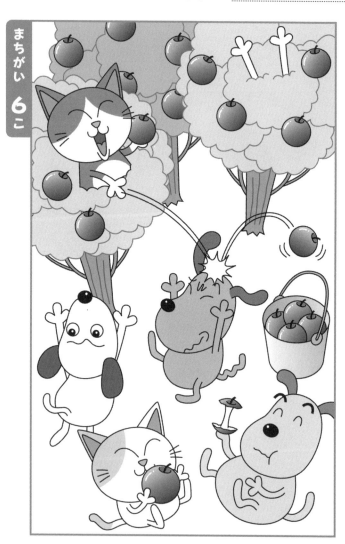

リンゴ狩り

あらあら、みなさん。遊ぶのはほどほどにして、ちゃんと収穫
してくださいね。

2枚の絵を見比べて、違っているところを探してください。

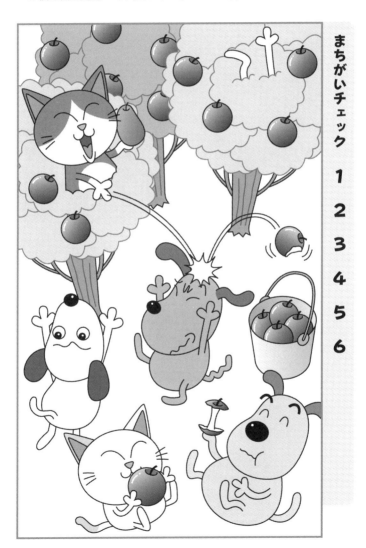

まちがいさがし

004
日目

活性化される脳の部位
頭頂葉、前頭葉
強化される能力
注意力

目標
3分 **00**秒

学習日
　　　　月　　　　日
かかった時間
　　　　分　　　　秒
この問題の答えは **374** ページ

まちがい **6** こ

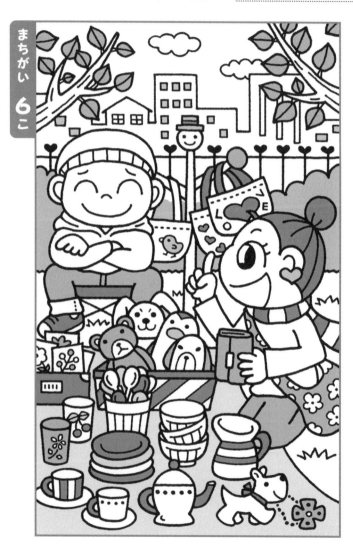

もう一声！

フリーマーケットで気に入ったものを見つけたようです。値段の交渉はうまくいくでしょうか。

　2枚の絵を見比べて、違っているところを探してください。

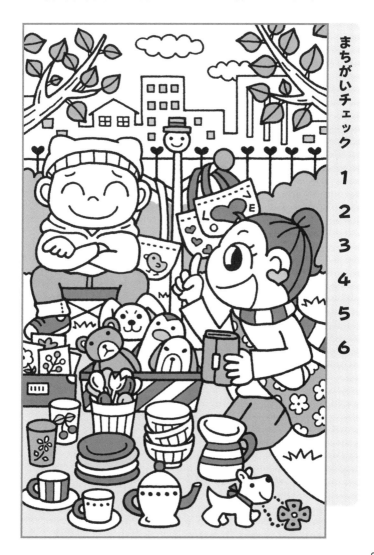

まちがいチェック 1 2 3 4 5 6

活性化される脳の部位
頭頂葉、前頭葉

強化される能力
注意力

目標
3分 30秒

学習日　　　　　　月　　　　　日
かかった時間　　　　　　分　　　　秒
この問題の答えは **374** ページ

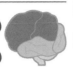

まちがい らこ

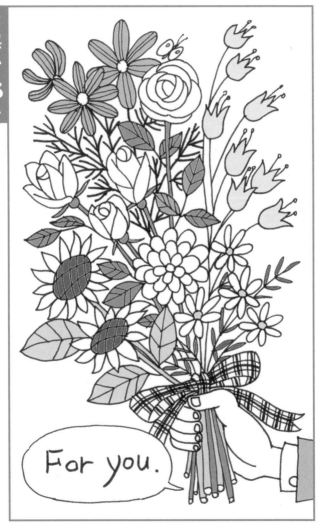

For you.

お花をどうぞ

お誕生日のプレゼントでしょうか？　それともプロポーズ？
花束のプレゼントには特別な気持ちがこもっているようです。
　2枚の絵を見比べて、違っているところを探してください。

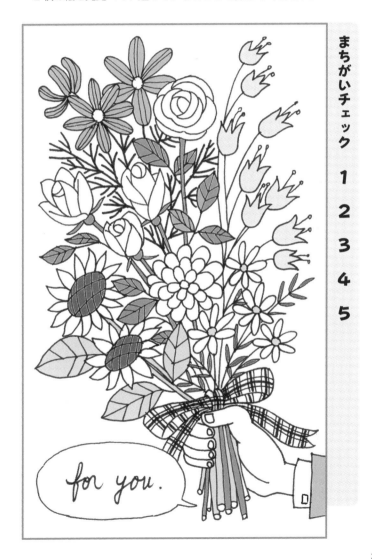

まちがいチェック　1　2　3　4　5

点つなぎ

活性化される脳の部位
前頭葉、小脳

強化される能力
注意力、調整力

目標
7分 00秒

学習日
　　　　　　　月　　　　　　日
かかった時間
　　　　　　　分　　　　　　秒
この問題の答えは 374 ページ

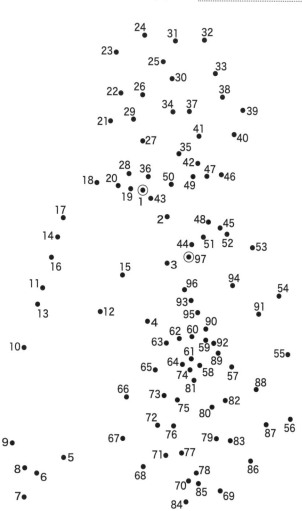

おつかいに行くの

左の絵は 1 から 97 まで、右の絵は 1 から 72 までの点を番号順に直線でつないでください。

つなぎ終わると、女の子が何を買いに行くのか、わかりますよ。

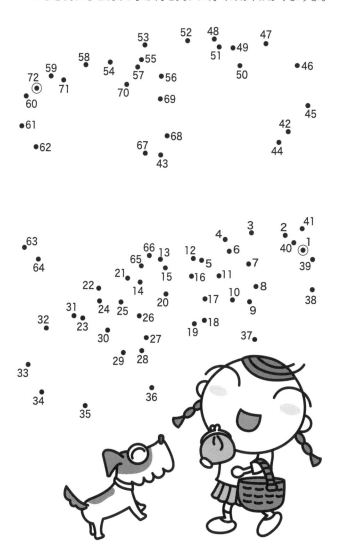

活性化される脳の部位
頭頂葉、前頭葉

強化される能力
注意力

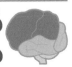

まちがい **6** こ

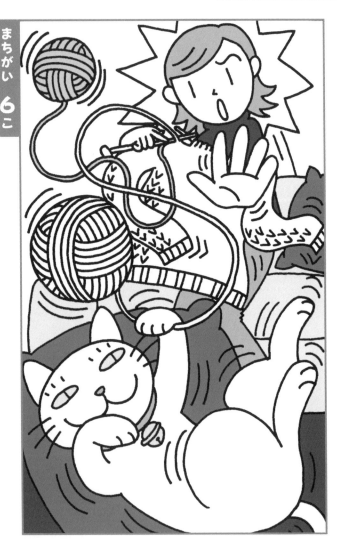

いたずら猫

セーターを編むのを邪魔する、いたずら猫。彼のためのセーターだとわかって、嫉妬しているのかしら。

　2枚の絵を見比べて、違っているところを探してください。

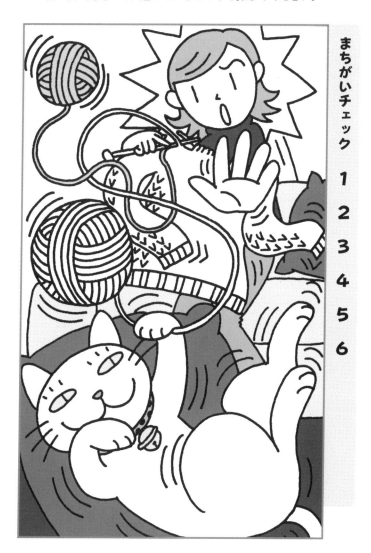

まちがいチェック 1 2 3 4 5 6

まちがいさがし

008
日目

活性化される脳の部位
頭頂葉、前頭葉

強化される能力
注意力

目標
2分 **30**秒

学習日

月　　　　　日

かかった時間

分　　　　秒

この問題の答えは **374** ページ

まちがい **6**こ

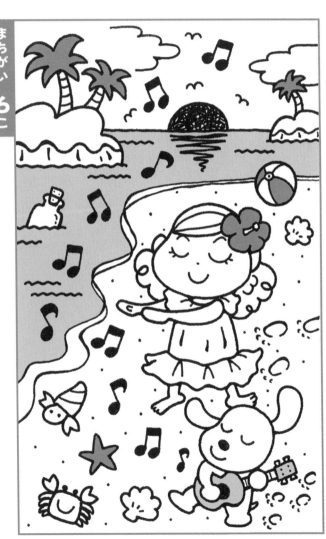

28

常夏のビーチ

常夏の楽園、南の島々の魅力はなんといっても、青い海と白い砂。
ビーチでのんびり過ごしてリフレッシュ。
　2枚の絵を見比べて、違っているところを探してください。

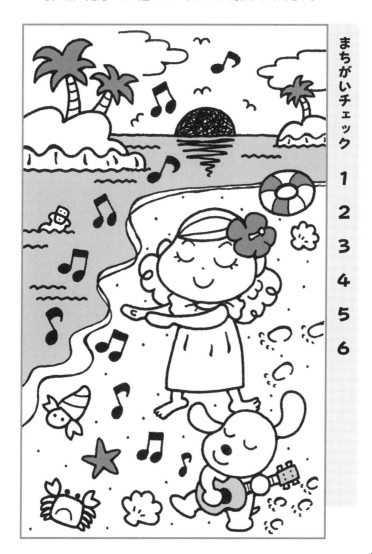

まちがいチェック　1　2　3　4　5　6

まちがいさがし

009
日目

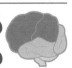

活性化される脳の部位
頭頂葉、前頭葉

強化される能力
注意力

目標
2分 **00**秒

まちがい **6**こ

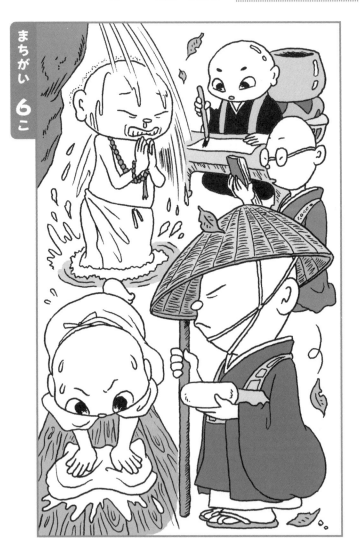

修行に耐えて

厳しい修行に耐えてこそ、りっぱなお坊さんへの道が開けるのです。頑張って、修行に励んでください。

2枚の絵を見比べて、違っているところを探してください。

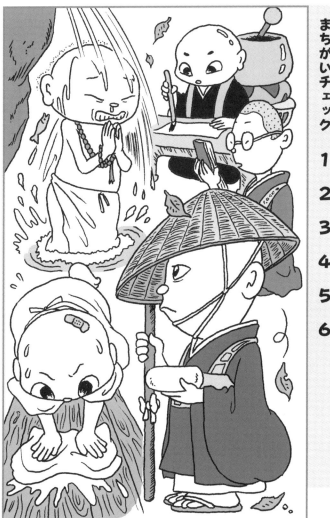

まちがいチェック

1
2
3
4
5
6

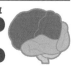

活性化される脳の部位
頭頂葉、前頭葉
強化される能力
注意力

学習日
　　　　　　月　　　　　日
かかった時間
　　　　　　分　　　　　秒

この問題の答えは **374** ページ

まちがい **6** こ

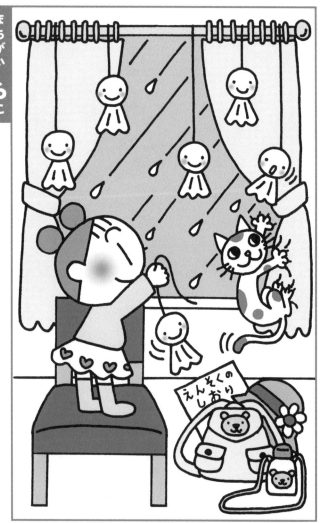

えんそくの
しおり

てるてる坊主

明日は遠足なんですね。女の子の「明日天気になあれ」という
願いが届きますように。

　2枚の絵を見比べて、違っているところを探してください。

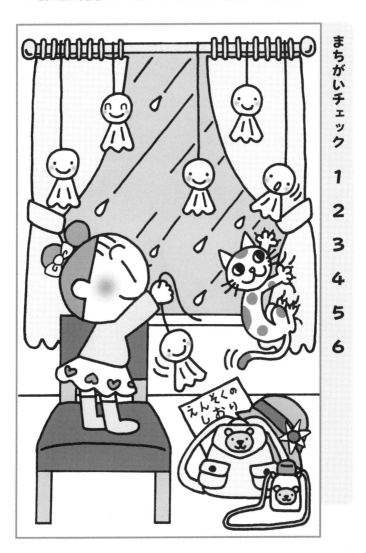

まちがいチェック 1 2 3 4 5 6

まちがいさがし

活性化される脳の部位
頭頂葉、前頭葉

強化される能力
注意力

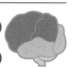

目標
5分 30秒

学習日

月 日

かかった時間

分 秒

この問題の答えは **374** ページ

まちがい **6こ**

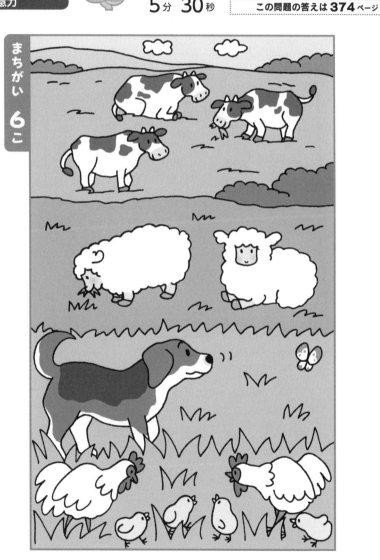

34

牧場でハッピー

牛も羊もニワトリものんびり過ごすハッピーな牧場。牧羊犬も仕事がないようです。

　2枚の絵を見比べて、違っているところを探してください。

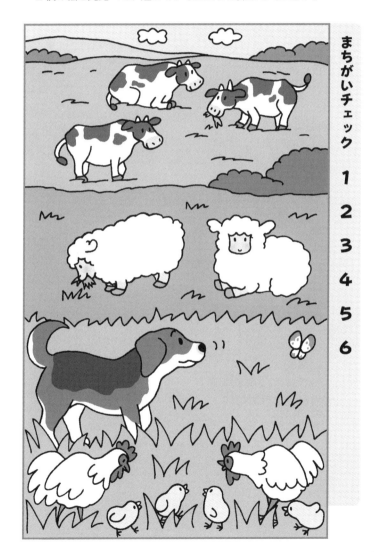

まちがいチェック

1　2　3　4　5　6

隠し絵

活性化される脳の部位
前頭葉、頭頂葉

強化される能力
空間認知力、空間操作力

012
日目

目標
1分 **30**秒

学習日

　　　　　月　　　　　日

かかった時間

　　　　　分　　　　　秒

この問題の答えは 375 ページ

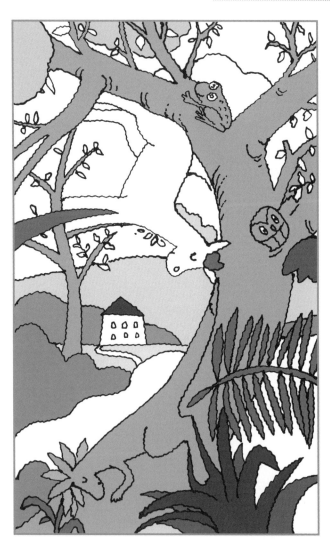

恥ずかしがり屋の生き物たち

この森の生き物たちはとても恥ずかしがり屋で、いつもどこか
に隠れています。

　2枚の絵をよく見て、全部で8種類の生き物を探してください。

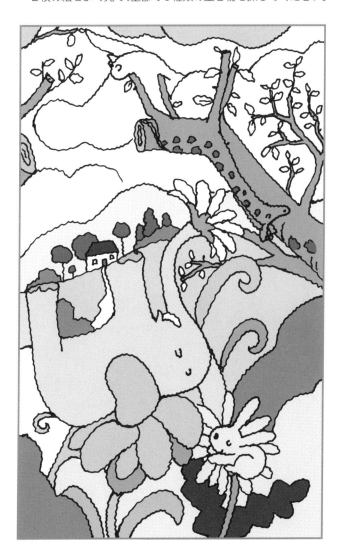

まちがいさがし

活性化される脳の部位
頭頂葉、前頭葉
強化される能力
注意力

学習日
　　　　月　　　　日
かかった時間
　　　　分　　　　秒
この問題の答えは **375** ページ

まちがい **6こ**

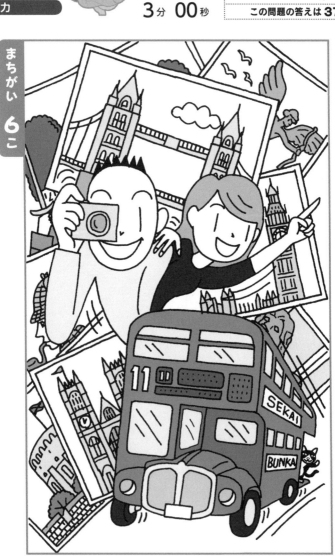

二階建てバスで Go!

二階建てバスに乗って、ビッグ・ベンやタワー・ブリッジ、ロンドン塔へ。写真を撮らずにはいられませんね。

　2枚の絵を見比べて、違っているところを探してください。

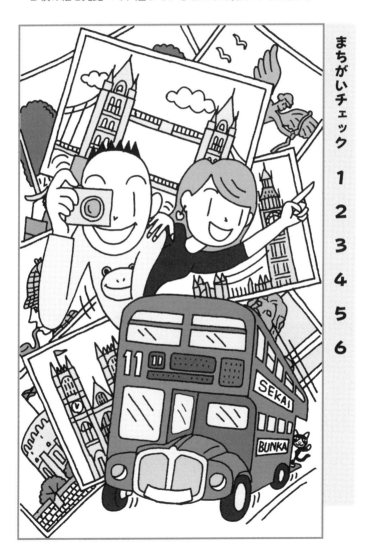

まちがいチェック 1 2 3 4 5 6

まちがいさがし

014
日目

活性化される脳の部位
頭頂葉、前頭葉
強化される能力
注意力

目標
2分 **00**秒

学習日

月　　　　日

かかった時間

分　　　　秒

この問題の答えは **375** ページ

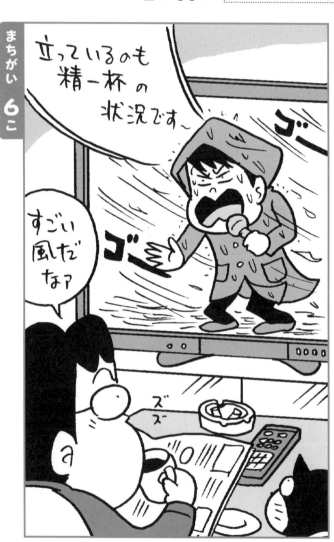

まちがい
6こ

40

レポーターはつらいよ①

①から④の 4 枚でストーリーになっています。まずは、現地の
様子を伝えるレポーターの登場です。

　2 枚の絵を見比べて、違っているところを探してください。

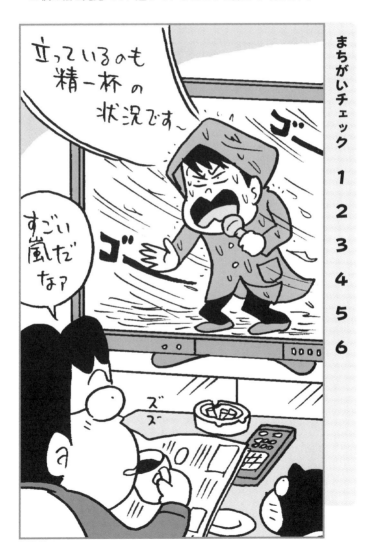

まちがいさがし

015
日目

活性化される脳の部位
頭頂葉、前頭葉
強化される能力
注意力

目標
3分 **00**秒

学習日

月　　　　日

かかった時間

分　　　　秒

この問題の答えは **375** ページ

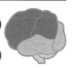

まちがい **6** こ

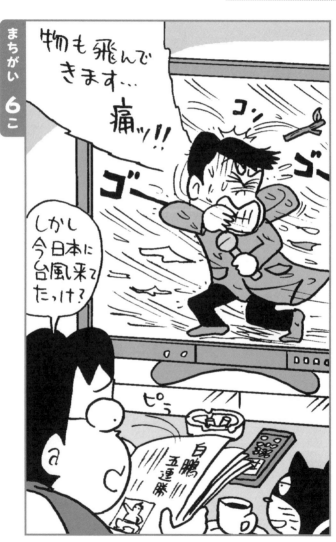

レポーターはつらいよ②

台風がますます激しくなって、レポーターも大変そうです。まだ、レポートを続けるのでしょうか。

　2枚の絵を見比べて、違っているところを探してください。

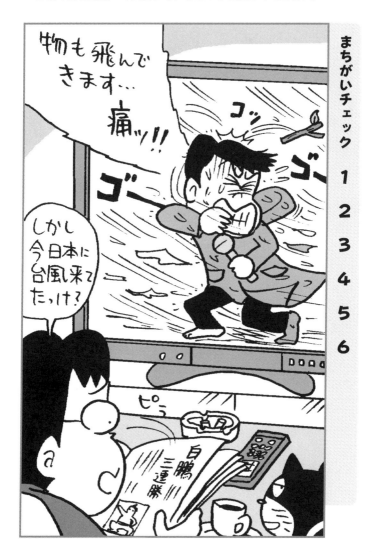

まちがいさがし

016
日目

活性化される脳の部位
頭頂葉、前頭葉
強化される能力
注意力

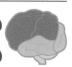

目標
7分 **00**秒

学習日
　　　　　　　　　　月　　　　　　日
かかった時間
　　　　　　　　　　分　　　　　　秒

この問題の答えは **375** ページ

まちがい **6**こ

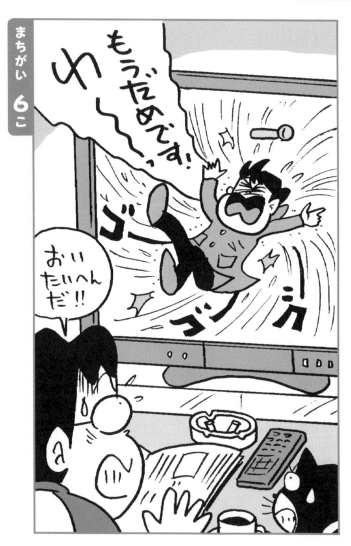

レポーターはつらいよ③

とうとう、飛ばされちゃいました。大丈夫なのでしょうか。視聴者もびっくりです。

　2枚の絵を見比べて、違っているところを探してください。

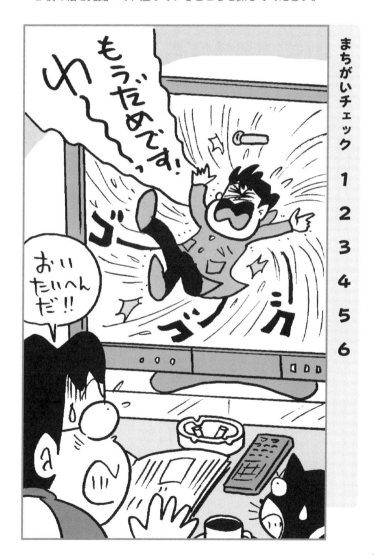

まちがいチェック

1
2
3
4
5
6

45

まちがいさがし

017
日目

活性化される脳の部位
頭頂葉、前頭葉

強化される能力
注意力

目標
7分 00秒

学習日

　　　　月　　　　日

かかった時間

　　　　分　　　　秒

この問題の答えは **375** ページ

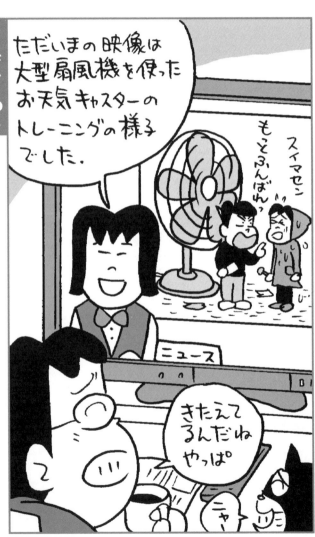

レポーターはつらいよ④

ああ、よかった。トレーニングだったのですね。本当に、脅かさないでください。

　2枚の絵を見比べて、違っているところを探してください。

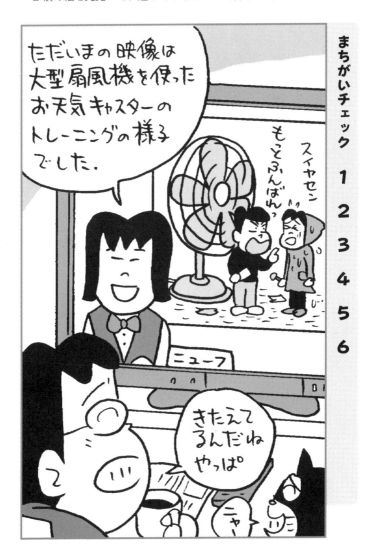

シルエットパズル

018
日目

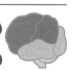

活性化される脳の部位
前頭葉、頭頂葉
強化される能力
空間認知力、空間操作力

目標
3分 **00**秒

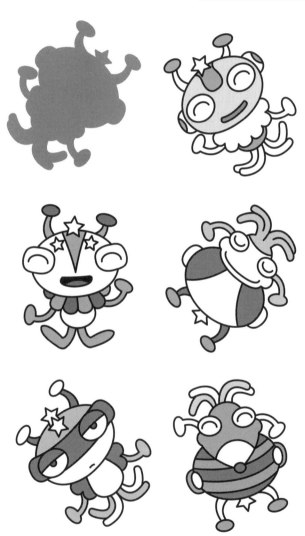

宇宙人集合!?

宇宙人が 11 人集合しました。この中に、左上のシルエットと
同じ形をした宇宙人が 1 人だけいます。どの宇宙人でしょうか。
みんなよく似ているので、じっくり探してください。

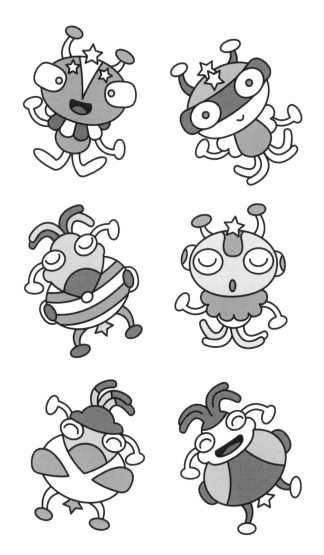

まちがいさがし

019
日目

活性化される脳の部位
頭頂葉、前頭葉
強化される能力
注意力

目標
3分 00秒

学習日

月 日

かかった時間

分 秒

この問題の答えは **375** ページ

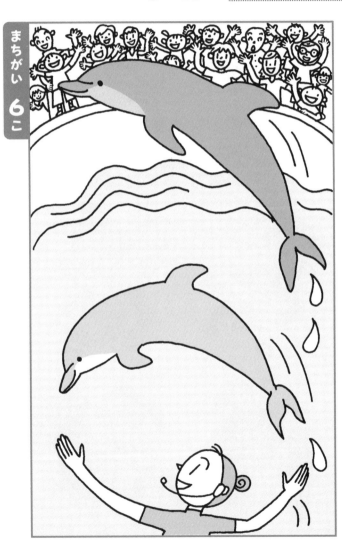

まちがい 6こ

見事なジャンプ

見事なジャンプを見せるイルカたちに、子どもたちも大喜び。
水族館の人気者です。

2枚の絵を見比べて、違っているところを探してください。

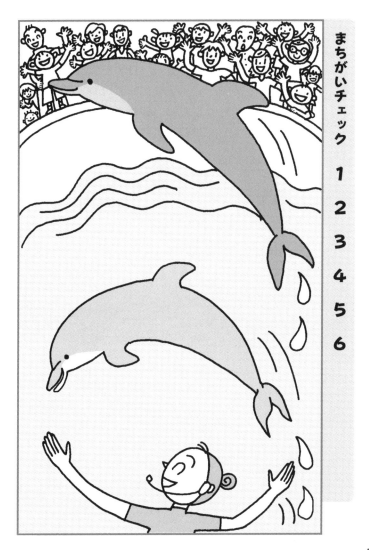

まちがいさがし

020
日目

活性化される脳の部位
頭頂葉、前頭葉

強化される能力
注意力

目標
5分 **30**秒

学習日

月 日

かかった時間

分 秒

この問題の答えは 375 ページ

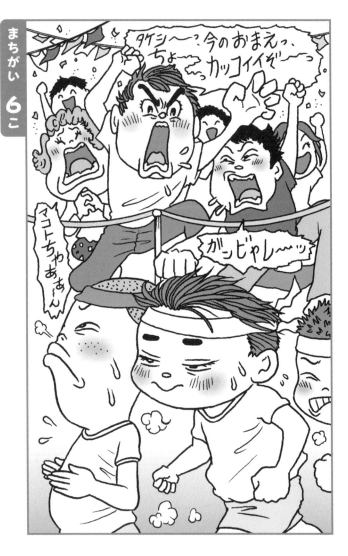

まちがい **6**こ

うれしいけど…

お父さん、気持ちはわかりますが、お子さんがちょっと恥ずか
しそうですよ。

　２枚の絵を見比べて、違っているところを探してください。

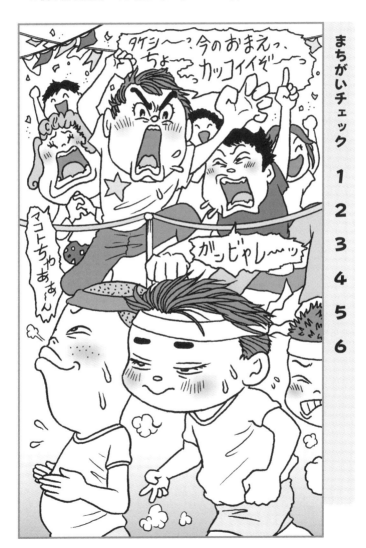

まちがいさがし

活性化される脳の部位
頭頂葉、前頭葉

強化される能力
注意力

目標
2分 30秒

学習日

　　　月　　　日

かかった時間

　　　分　　　秒

この問題の答えは **375** ページ

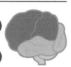

まちがい **6**こ

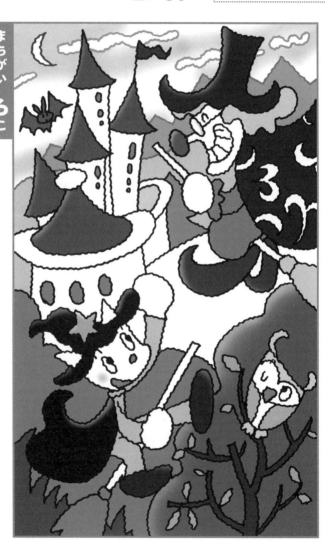

魔法使いの孫

魔法使いのおばあさんが、孫を跡継ぎにしようと訓練中。今夜は、ほうきに乗って空を飛ぶ練習です。

2枚の絵を見比べて、違っているところを探してください。

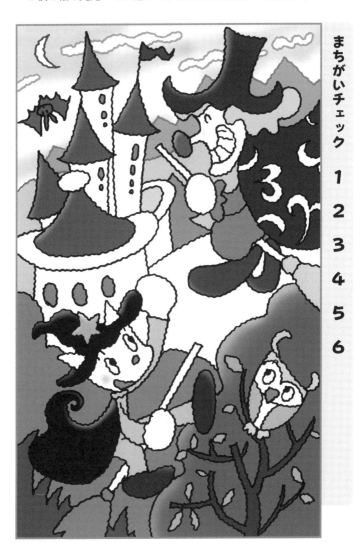

まちがいチェック 1 2 3 4 5 6

まちがいさがし

022
日目

活性化される脳の部位
頭頂葉、前頭葉
強化される能力
注意力

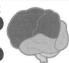

目標
4分 **00**秒

学習日
　　　　　月　　　　日
かかった時間
　　　　　分　　　　秒

この問題の答えは 376 ページ

まちがい **6**こ

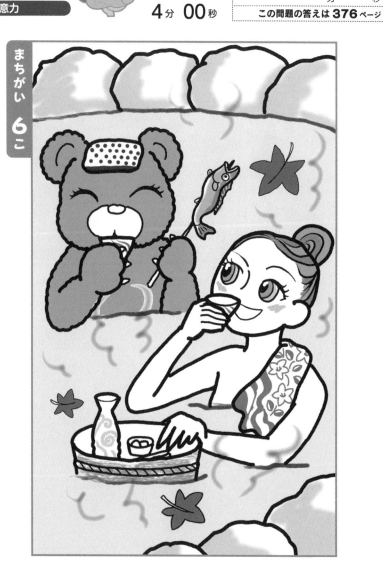

56

露天風呂で一杯

露天風呂で偶然居合わせた、1人と1頭。いいお湯とお酒があれば、言葉はなくても通じあう!?

　2枚の絵を見比べて、違っているところを探してください。

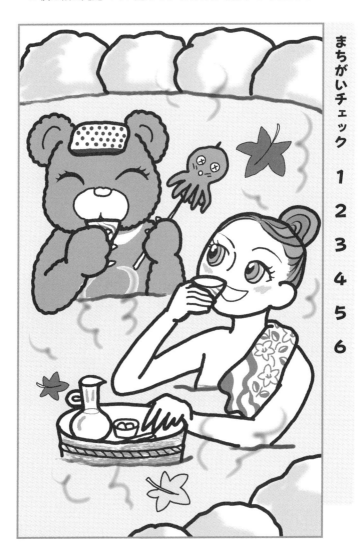

まちがいさがし

023
日目

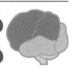

活性化される脳の部位
頭頂葉、前頭葉

強化される能力
注意力

目標
2分 00秒

学習日
　　　　　月　　　　　日
かかった時間
　　　　　分　　　　　秒

この問題の答えは376ページ

まちがい **6こ**

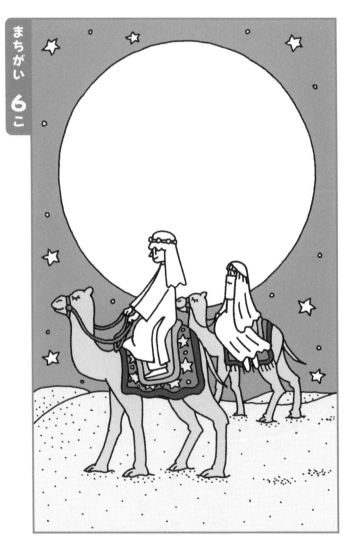

58

月の砂漠をゆく

大きく輝く月が、2頭のラクダを照らしています。乗っているのは、きっと王子さまとお姫さま…。

2枚の絵を見比べて、違っているところを探してください。

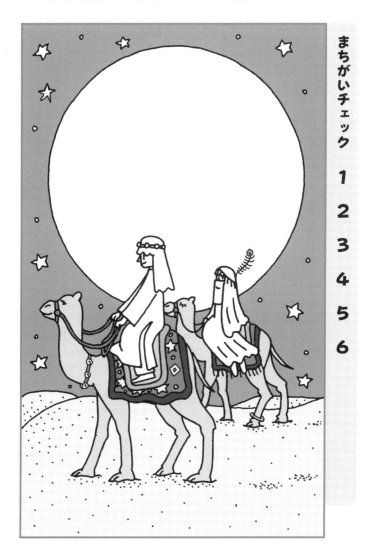

まちがいチェック

1 2 3 4 5 6

59

ワープ迷路

活性化される脳の部位
前頭葉、頭頂葉
強化される能力
空間認知力、空間操作力

目標
8分 00秒

学習日
　　　　　　月　　　　日
かかった時間
　　　　　　分　　　　秒
この問題の答えは376ページ

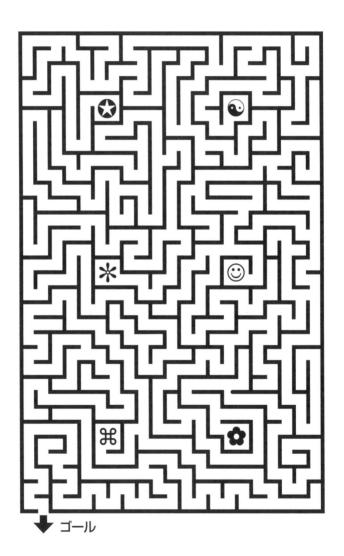

▼ ゴール

マークからマークへ

マークがある場所にきたら、もう1つある同じマークに飛んで
（ワープ）、また進んでいく迷路です。右上からスタートして、
左下のゴールまで、ワープしながらたどり着いてください。

スタート ⬇

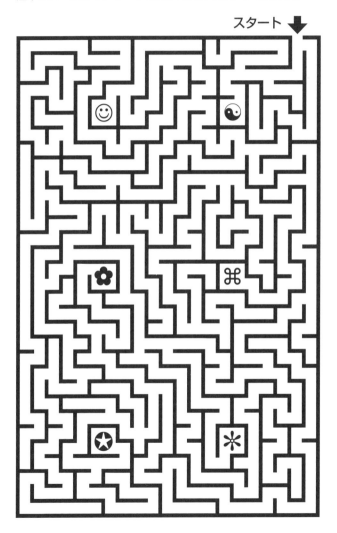

鏡まちがいさがし

活性化される脳の部位
前頭葉、頭頂葉

強化される能力
空間認知力、空間操作力

学習日

　　　　　　月　　　　　日

かかった時間

　　　　　　分　　　　　秒

この問題の答えは **376** ページ

まちがい **6**こ

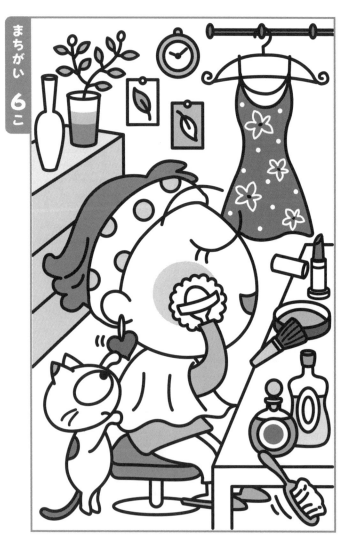

しっかりお化粧

お化粧に余念のない女性。右の絵は、左の絵が鏡に映ったものですが、鏡に映ったにしてはどこかへんです。

2枚の絵を見比べて、違っているところを探してください。

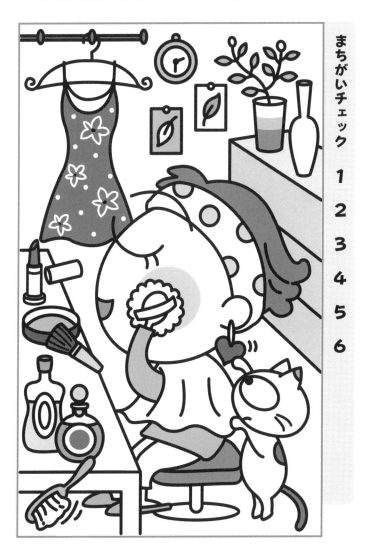

まちがいチェック **1 2 3 4 5 6**

活性化される脳の部位
頭頂葉、前頭葉

強化される能力
注意力

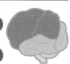

目標
4分 **00**秒

学習日

月　　　　日

かかった時間

分　　　　秒

この問題の答えは **376** ページ

まちがい **6**こ

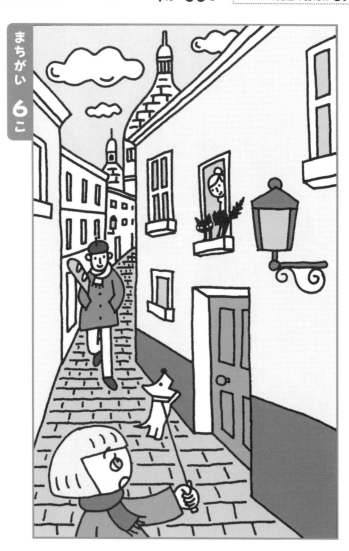

路地の風景

日本でも海外でも、路地を歩くのは楽しいもの。その町のもう
1つの顔が見えるようです。

2枚の絵を見比べて、違っているところを探してください。

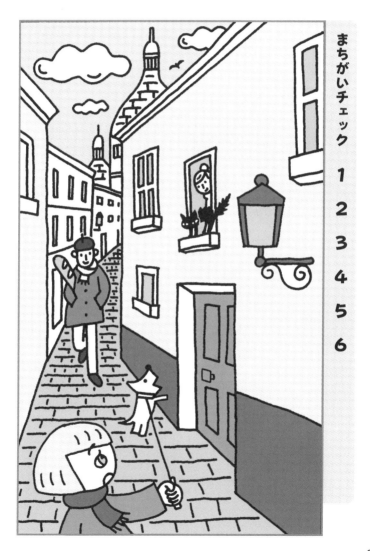

まちがいチェック 1 2 3 4 5 6

まちがいさがし

027

日目

活性化される脳の部位
頭頂葉、前頭葉

強化される能力
注意力

目標
2分 **00**秒

学習日

月　　　日

かかった時間

分　　　秒

この問題の答えは **376** ページ

まちがい **7**こ

66

そっちじゃないよ

散歩中にちっとも言うことを聞かなくて、自分の行きたいほうへどんどん引っ張るワンちゃん。

　2枚の絵を見比べて、違っているところを探してください。

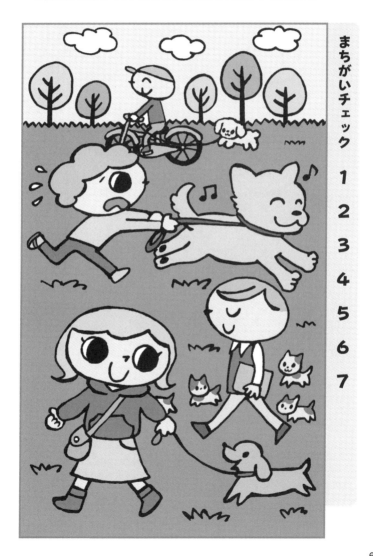

まちがいチェック 1 2 3 4 5 6 7

まちがいさがし

028
日目

活性化される脳の部位
頭頂葉、前頭葉

強化される能力
注意力

目標
5分 **00**秒

学習日

　　　　月　　　　日

かかった時間

　　　　分　　　秒

この問題の答えは **376** ページ

まちがい **7**こ

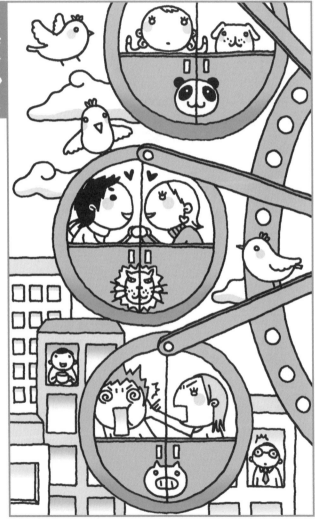

観覧車デート

二人きりの観覧車。いつまでも回っていてほしいと思う熱々の
カップルもいれば、けんかしている二人も。
　2枚の絵を見比べて、違っているところを探してください。

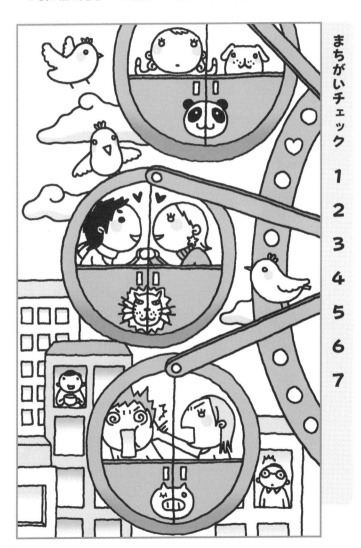

まちがいチェック

1
2
3
4
5
6
7

まちがいさがし

活性化される脳の部位
頭頂葉、前頭葉

強化される能力
注意力

学習日

　　　　月　　　　日

かかった時間

　　　　　　分　　　　秒

この問題の答えは **376** ページ

まちがい **7** こ

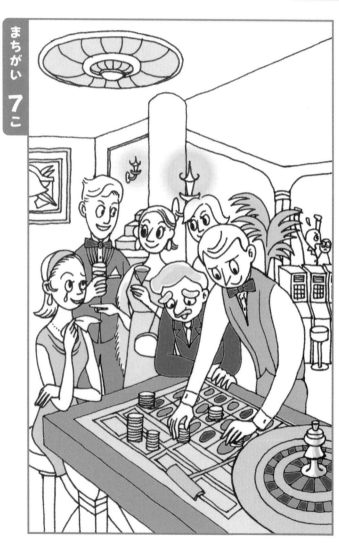

どこに賭ける？

カジノゲームのスマホアプリがありますが、やはり、カジノで
ディーラーが球を投げ込むのをそばで見たいもの。
　2枚の絵を見比べて、違っているところを探してください。

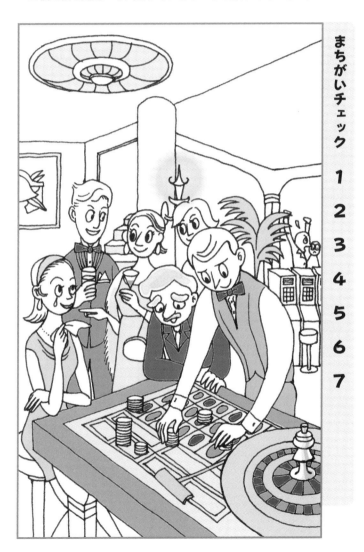

まちがいチェック

1
2
3
4
5
6
7

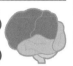

まちがいさがし

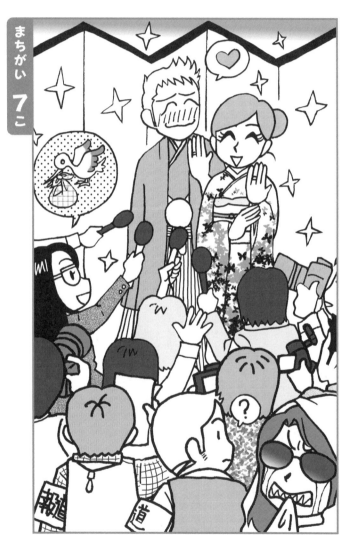

030
日目

活性化される脳の部位
頭頂葉、前頭葉

強化される能力
注意力

目標
4分 30秒

学習日

月　　　　日

かかった時間

分　　　秒

この問題の答えは **376** ページ

まちがい **7**こ

婚約発表

幸せそうに指輪を見せる二人の陰で、悔し涙を流す女性が…。
あなたはあなたの幸せを見つけてね。

　2枚の絵を見比べて、違っているところを探してください。

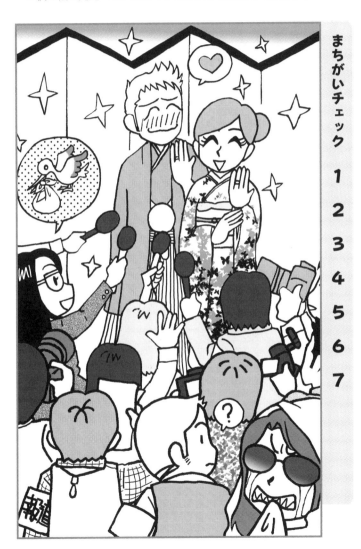

ペアさがし

031
日目

目標
6分 **30**秒

学習日
　　　　　月　　　　　日
かかった時間
　　　　　分　　　　　秒

この問題の答えは **376** ページ

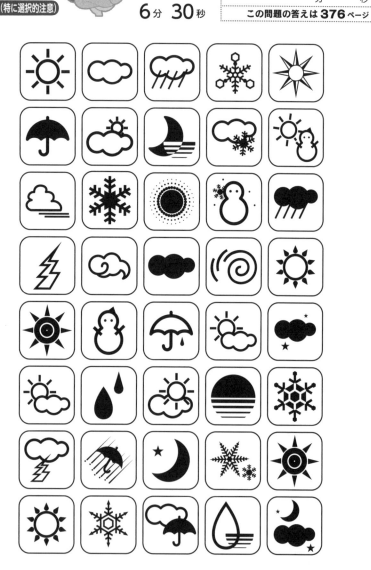

お天気マークでペアさがし

ずらっと並んでいるお天気マークの中から、同じマークをペア
にして消していくと、ペアにならないマークが 2 つ残ります。
　それはどれとどれでしょうか。

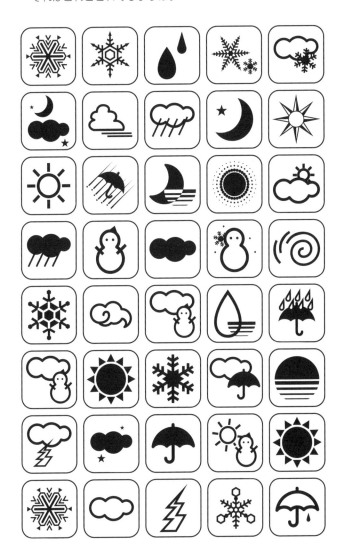

まちがいさがし

032
日目

目標
7分 **30**秒

活性化される脳の部位
頭頂葉、前頭葉
強化される能力
注意力

学習日

月　　　　　日

かかった時間

分　　　　秒

この問題の答えは **377** ページ

まちがい **7**こ

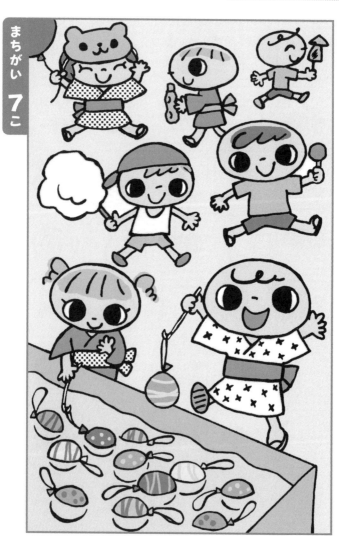

縁日は楽しい

綿あめ、リンゴあめにヨーヨー釣り。大人になっても忘れない、
子どもの頃の思い出ですね。

　2枚の絵を見比べて、違っているところを探してください。

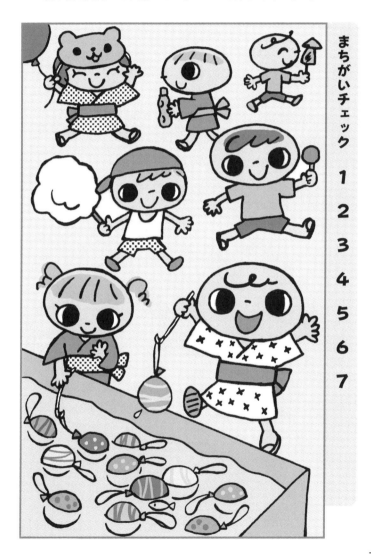

まちがいチェック 1 2 3 4 5 6 7

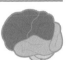

学習日

月　　　　　日

かかった時間

分　　　　秒

この問題の答えは **377** ページ

まちがい **7**こ

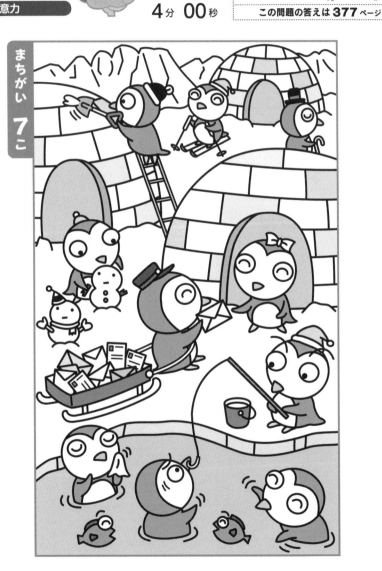

ペンギンの国

ペンギンたちの国が北の果てにあったとさ。そこではみんな、
毎日ニコニコと幸せに暮らしていましたとさ。

　2枚の絵を見比べて、違っているところを探してください。

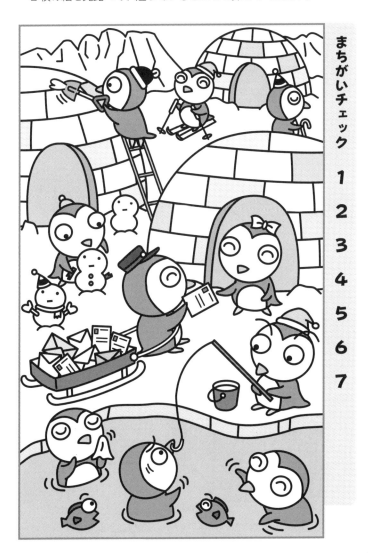

まちがいチェック 1 2 3 4 5 6 7

まちがいさがし

034
日目

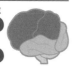

活性化される脳の部位
頭頂葉、前頭葉
強化される能力
注意力

目標
4分 **00**秒

まちがい **6**こ

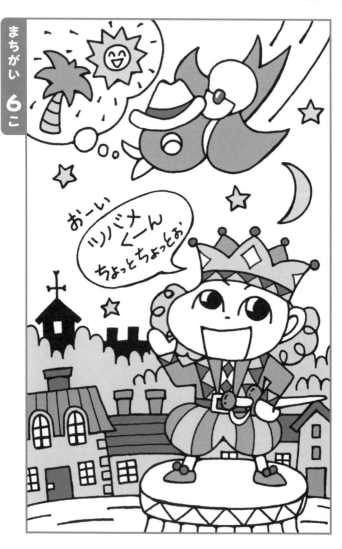

80

王子とツバメ①

①から④の 4 枚でストーリーになっています。まずは、王子と
ツバメの出会いのシーンから。
　2 枚の絵を見比べて、違っているところを探してください。

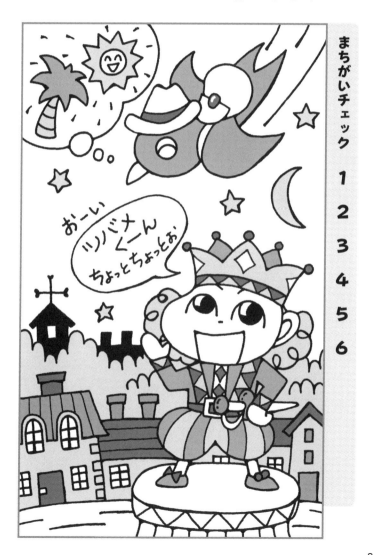

まちがいさがし

035
日目

活性化される脳の部位
頭頂葉、前頭葉

強化される能力
注意力

目標
2分 00秒

学習日

月　　　　日

かかった時間

分　　　秒

この問題の答えは 377 ページ

まちがい 6こ

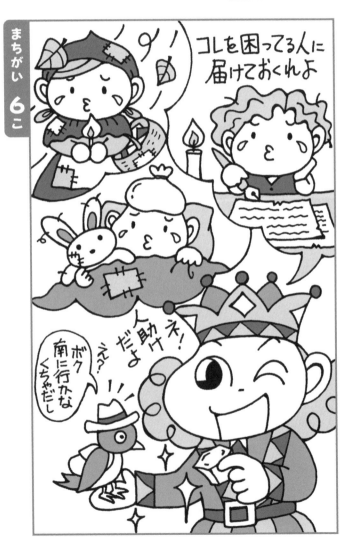

82

王子とツバメ②

王子がツバメに頼みごとをしているようですが、ツバメはその頼みを聞いてくれるでしょうか。

2枚の絵を見比べて、違っているところを探してください。

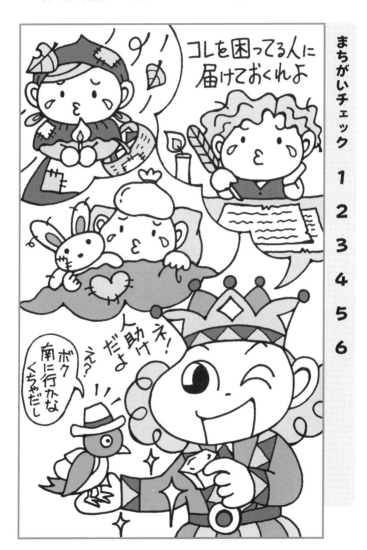

まちがいさがし

活性化される脳の部位
頭頂葉、前頭葉

強化される能力
注意力

目標
4分 00秒

学習日
　　　　月　　　　日
かかった時間
　　　　分　　　　秒
この問題の答えは 377 ページ

まちがい **6こ**

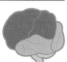

王子とツバメ③

人使いならぬツバメ使いが荒い王子に、ツバメはだんだん疲れてきたようです。さて、どうするのでしょう。

　2枚の絵を見比べて、違っているところを探してください。

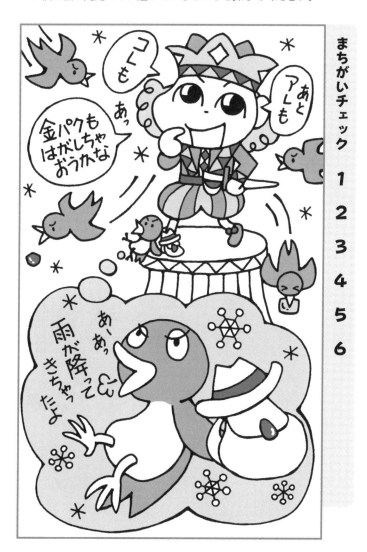

まちがいさがし

037
日目

目標
3分 00秒

活性化される脳の部位
頭頂葉、前頭葉
強化される能力
注意力

学習日
　　　　　月　　　　　日
かかった時間
　　　　　分　　　　　秒
この問題の答えは 377 ページ

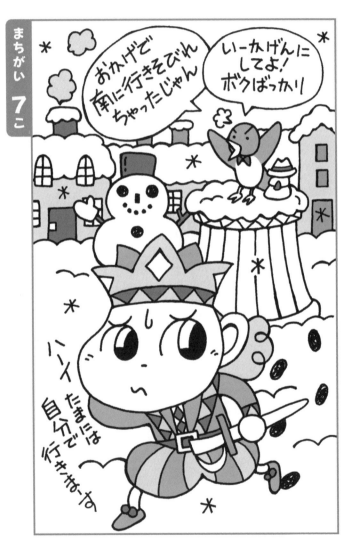

王子とツバメ④

とうとう堪忍袋の緒が切れたツバメ。王子と立場を入れ替える
ことに成功したようです。

　２枚の絵を見比べて、違っているところを探してください。

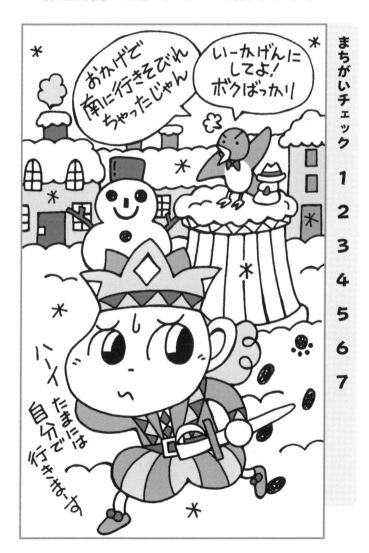

ジグソーパズル

038
日目

活性化される脳の部位
前頭葉、頭頂葉
強化される能力
空間認知力、空間操作力

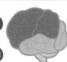

目標
5分 **00**秒

学習日

　　　　月　　　　日

かかった時間

　　　　分　　　　秒

この問題の答えは **377** ページ

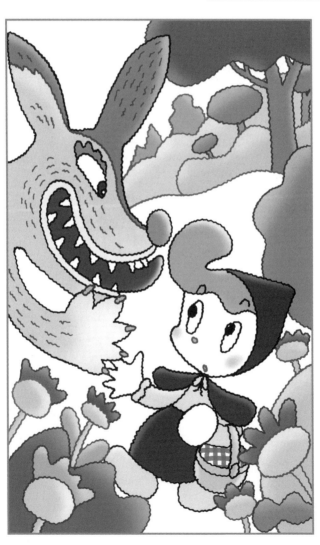

赤ずきんちゃん、気をつけて

下のピースをうまく組み合わせると、左ページにある絵ができるのですが、1つだけ、使わないピースがあります。それは、どのピースでしょうか。ピースは縮小されています。

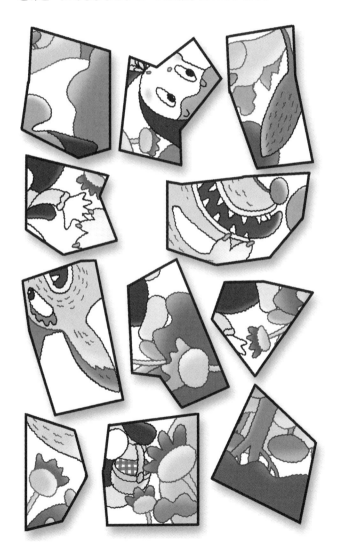

まちがいさがし

039
日目

目標
5分 30秒

活性化される脳の部位
頭頂葉、前頭葉
強化される能力
注意力

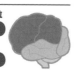

学習日

　　　　　月　　　　　日

かかった時間

　　　　　分　　　　　秒

この問題の答えは **377** ページ

まちがい **7**こ

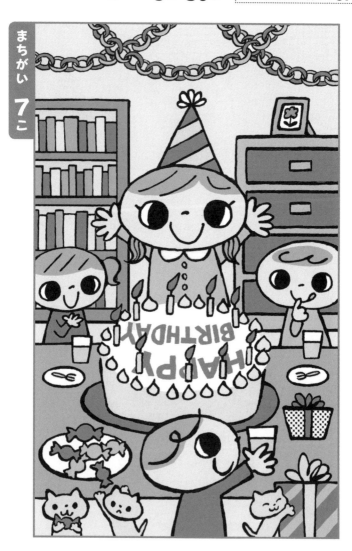

ハッピーバースデー！

毎日が誕生日だったら、こんな大きなケーキが毎日食べられるのに、なんて思っているかもしれませんね。

　2枚の絵を見比べて、違っているところを探してください。

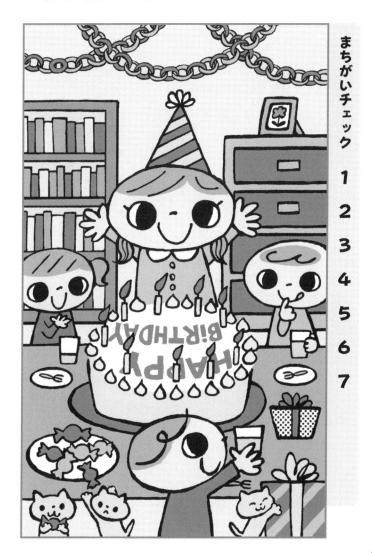

まちがいチェック

1
2
3
4
5
6
7

まちがいさがし

040
日目

活性化される脳の部位
頭頂葉、前頭葉
強化される能力
注意力

目 標
2分 **00**秒

学習日
　　　　　月　　　　　日
かかった時間
　　　　　分　　　　　秒

この問題の答えは **377** ページ

まちがい **7**こ

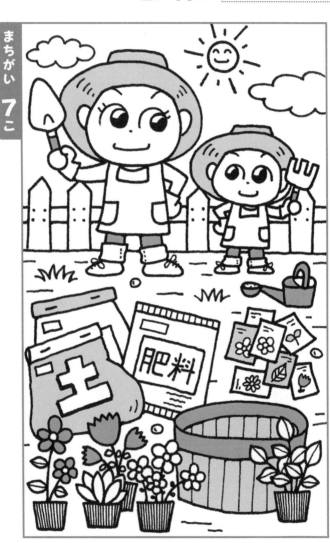

花を咲かせよう

ガーデニングに目覚めた二人。種やら土やら、いろいろ買い込んで、花が咲き乱れる庭にする計画とか。

　2枚の絵を見比べて、違っているところを探してください。

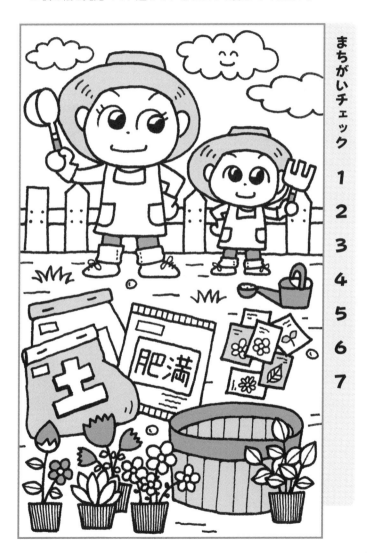

まちがいチェック

1 2 3 4 5 6 7

まちがいさがし

041
日目

活性化される脳の部位
頭頂葉、前頭葉
強化される能力
注意力

目標
6分 **00**秒

学習日

月 日

かかった時間

分 秒

この問題の答えは **377** ページ

まちがい **7** こ

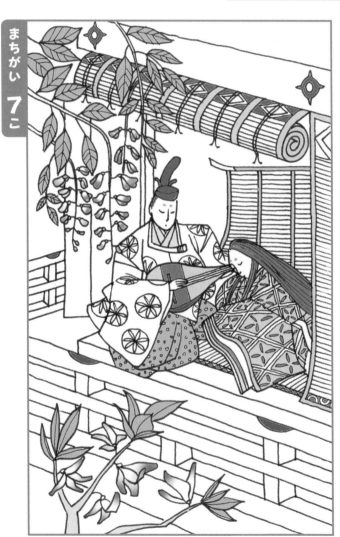

源氏物語の世界

何やら深い仲に見える、平安時代の男女。語り合っているのは
愛か、はたまた、静かに燃やす野心か。
　2枚の絵を見比べて、違っているところを探してください。

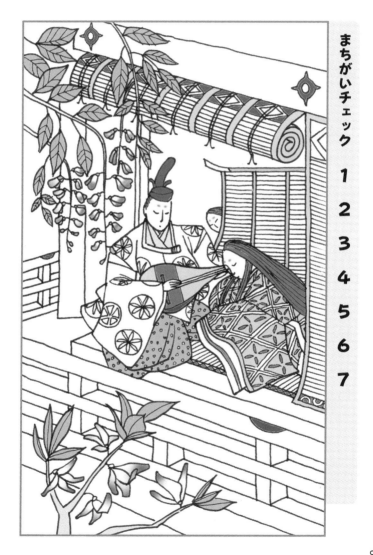

95

まちがいさがし

042
日目

活性化される脳の部位
頭頂葉、前頭葉
強化される能力
注意力

目標
4分 00秒

学習日
　　　　　月　　　　日
かかった時間
　　　　　分　　　　秒
この問題の答えは 377 ページ

まちがい
7こ

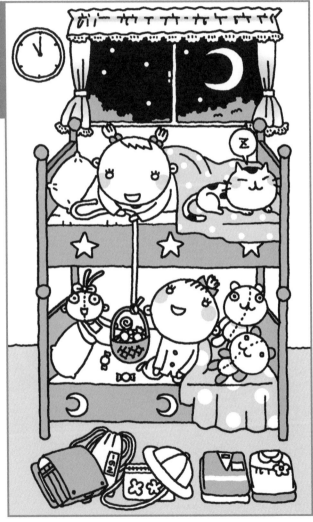

96

二段ベッドでおやすみ

どっちが上で寝るかでもめる二段ベッド。この姉妹は平和的解決を見たようですね。

　2枚の絵を見比べて、違っているところを探してください。

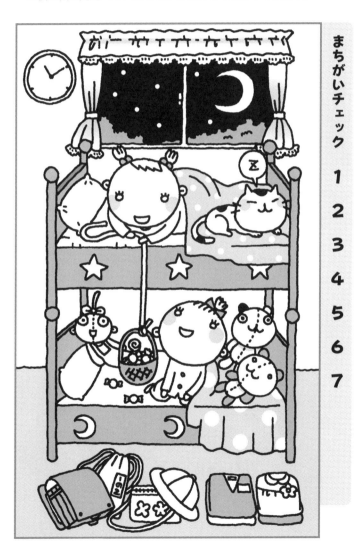

まちがいチェック 1 2 3 4 5 6 7

まちがいさがし

043
日目

活性化される脳の部位
頭頂葉、前頭葉

強化される能力
注意力

目標
5分 **00**秒

学習日
　　　　月　　　　日

かかった時間
　　　　分　　　秒

この問題の答えは **377** ページ

まちがい **7** こ

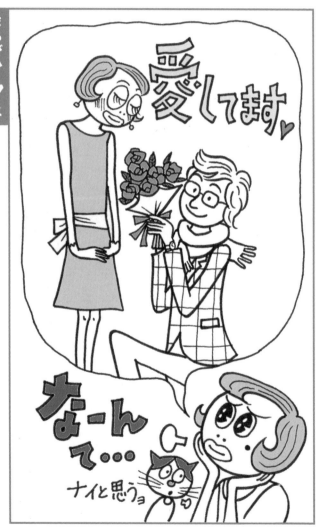

夢見る頃を過ぎても

「愛してます」って、誰でも一度は言われてみたい言葉。もちろん、何回言われてもかまわないでしょうけど。

　2枚の絵を見比べて、違っているところを探してください。

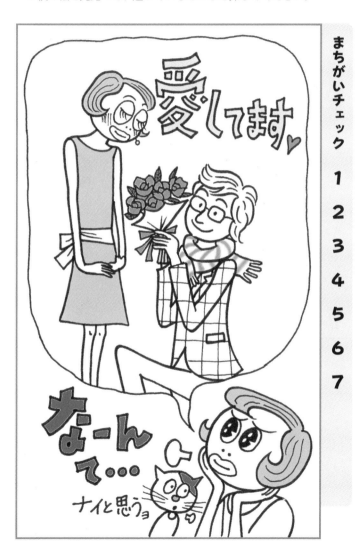

点つなぎ

活性化される脳の部位
前頭葉、小脳
強化される能力
注意力、調整力

044
日目

目標
7分 **00**秒

学習日
　月　　　日
かかった時間
　　分　　秒
この問題の答えは 378 ページ

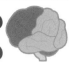

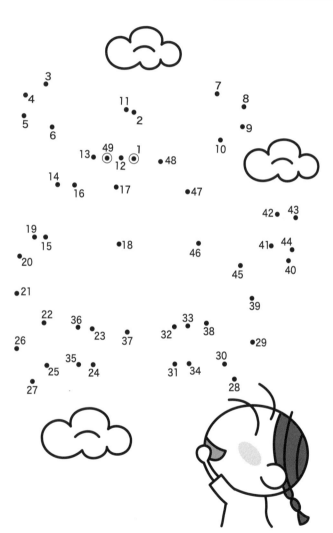

何が飛んでいるのかな

左の絵は 1 から 49 まで、右の絵は 1 から 72 までの点を番号順に直線でつないでください。

つなぎ終わると、何が飛んでいるのか、わかりますよ。

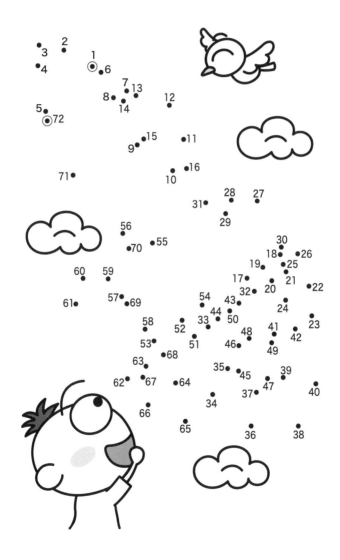

まちがいさがし

045
日目

活性化される脳の部位
頭頂葉、前頭葉

強化される能力
注意力

目標
4分 **00**秒

まちがい **7**こ

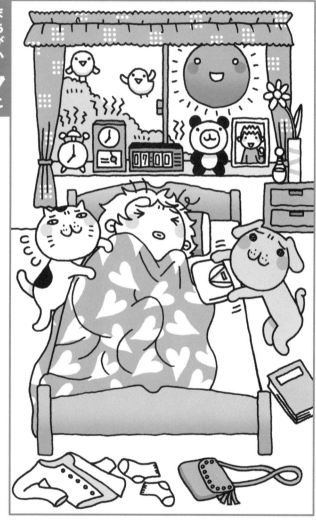

もう少し寝かせて

もう少し、もう少し…と思っていると、寝過ごしますよ。もう、
太陽がさんさんと輝いているのですから、早く起きて。

　2枚の絵を見比べて、違っているところを探してください。

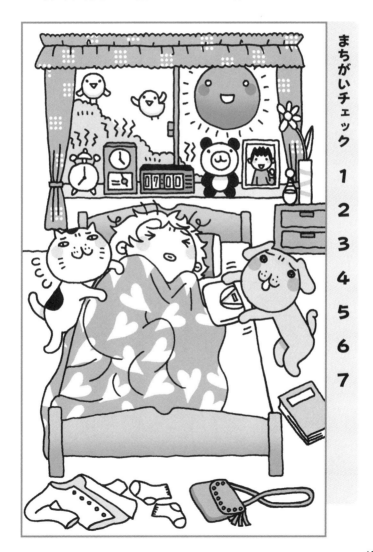

まちがいチェック　1　2　3　4　5　6　7

まちがいさがし

046
日目

活性化される脳の部位
頭頂葉、前頭葉

強化される能力
注意力

目標
5分 00秒

学習日

　　　　月　　　　日

かかった時間

　　　　分　　　　秒

この問題の答えは **378** ページ

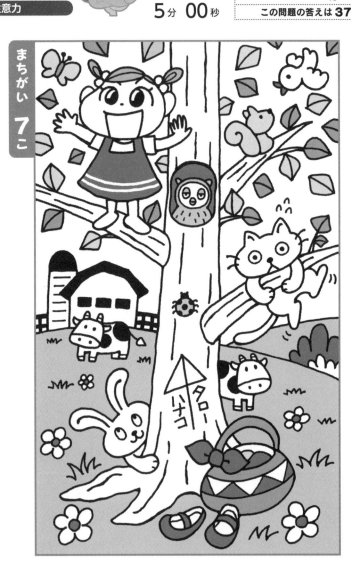

まちがい **7**こ

高いところが好き

高い所から見る景色が大好き。スカイツリーとは比べられない
けれど、木の上から見る景色も素敵だよ。
　2枚の絵を見比べて、違っているところを探してください。

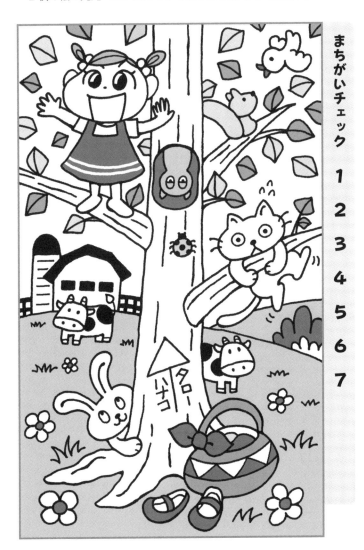

まちがいチェック 1 2 3 4 5 6 7

まちがいさがし

047
日目

活性化される脳の部位
頭頂葉、前頭葉

強化される能力
注意力

目標
8分 **00**秒

学習日

月　　　　日

かかった時間

分　　　　秒

この問題の答えは **378** ページ

まちがい **7** こ

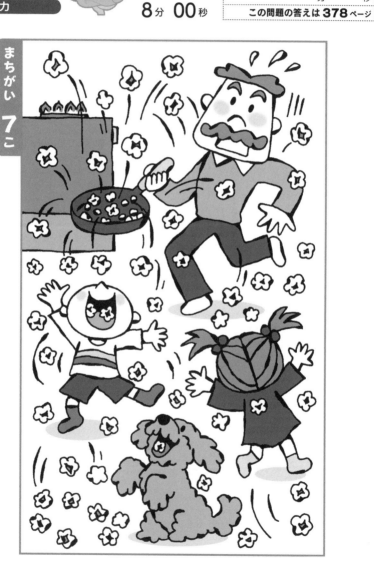

ポップコーンがポーン！

ポップコーンが弾けて、お父さんはびっくり、子どもたちは大喜びです。犬も思わず、お相伴。

　2枚の絵を見比べて、違っているところを探してください。

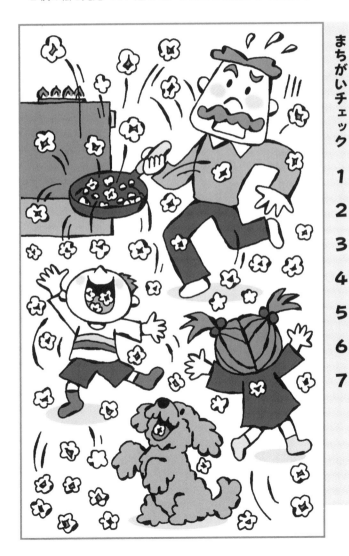

まちがいチェック

1
2
3
4
5
6
7

まちがいさがし

048

日目

目標

8分 00秒

活性化される脳の部位
頭頂葉、前頭葉
強化される能力
注意力

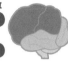

学習日

月 日

かかった時間

分 秒

この問題の答えは**378**ページ

まちがい **7**こ

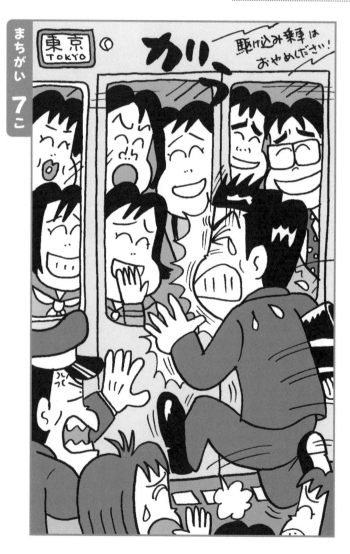

駆け込み乗車禁止

駆け込み乗車は危険です。本当にやめましょうね。狭い日本、そんなに急がなくても大丈夫。

　2枚の絵を見比べて、違っているところを探してください。

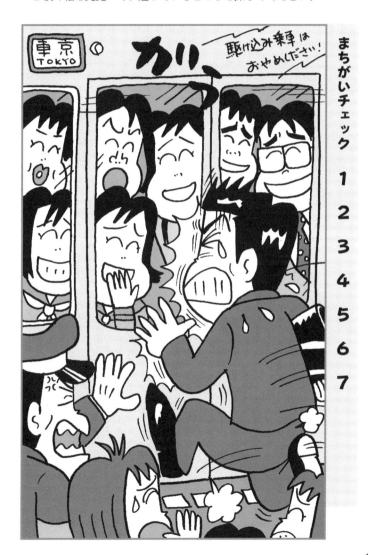

まちがいさがし

049
日目

活性化される脳の部位
頭頂葉、前頭葉

強化される能力
注意力

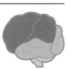

目標
5分 **00**秒

学習日

月　　　日

かかった時間

分　　　秒

この問題の答えは **378** ページ

まちがい **7**こ

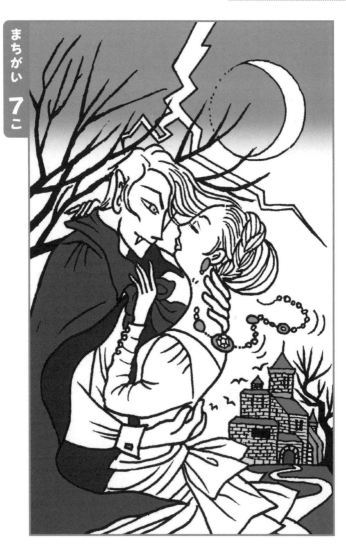

あ あ、吸血鬼さま

お嬢さん！ あなたのお相手は吸血鬼ですよ。目を開けて、目の前の男をしっかり見てください。

2枚の絵を見比べて、違っているところを探してください。

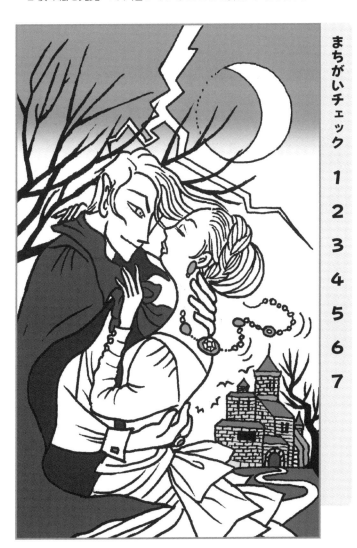

まちがいチェック 1 2 3 4 5 6 7

順番迷路

活性化される脳の部位
前頭葉、頭頂葉

強化される能力
ワーキングメモリ

目標
8分 **00**秒

学習日

月　　　　日

かかった時間

分　　　　秒

この問題の答えは **378** ページ

スタート

※各マスは1回ずつしか通れません。

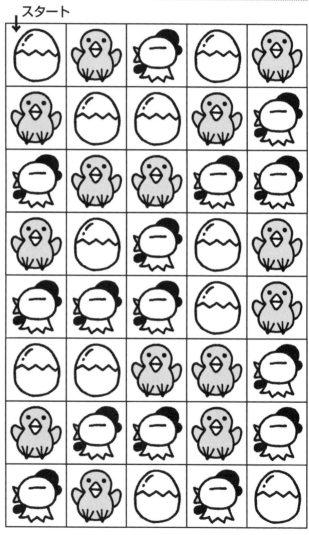

ニワトリ家族の迷路

左上のスタートから、タマゴ→ヒヨコ→ニワトリ（→タマゴ…）
の順に、タテ・ヨコに繰り返し進み、右下のゴールまでたどり
着きましょう。2つのイラストはつながっていると考えてね。

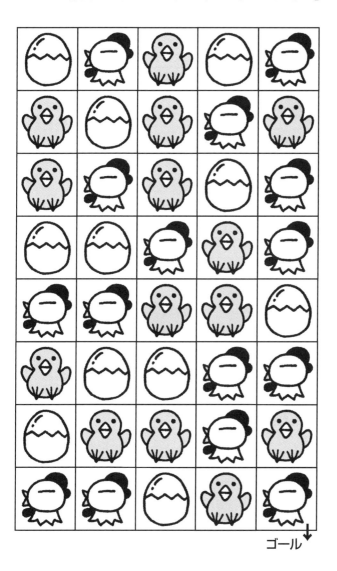

ゴール

まちがいさがし

051
日目

活性化される脳の部位
頭頂葉、前頭葉

強化される能力
注意力

目標
2分 00秒

学習日
　　　　　月　　　　　日

かかった時間
　　　　　分　　　　　秒

この問題の答えは **378** ページ

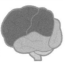

まちがい **7**こ

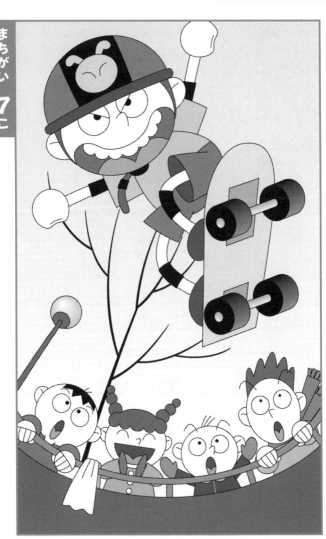

スケボー命

スケートボードがおいらのすべてさ。目指すは、オリンピックの金メダル！　ストリートでもパークでもどんと来い！
　2枚の絵を見比べて、違っているところを探してください。

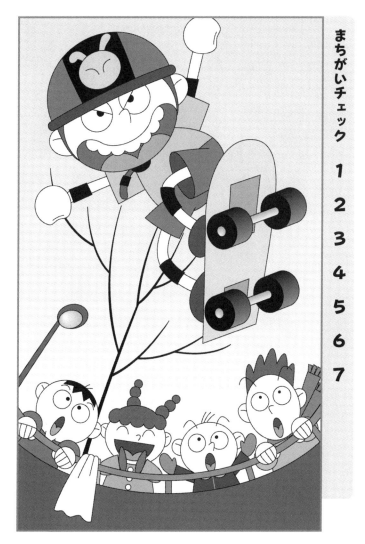

まちがいチェック

1
2
3
4
5
6
7

まちがいさがし

052
日目

活性化される脳の部位
頭頂葉、前頭葉

強化される能力
注意力

目標
7分 30秒

まちがい **7**こ

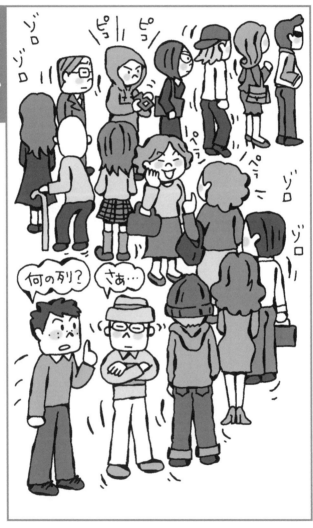

何の行列？

行列ができていると、なんとなく気になるものです。おいしいお店でもあるのでしょうか。ちょっと気になります。

2枚の絵を見比べて、違っているところを探してください。

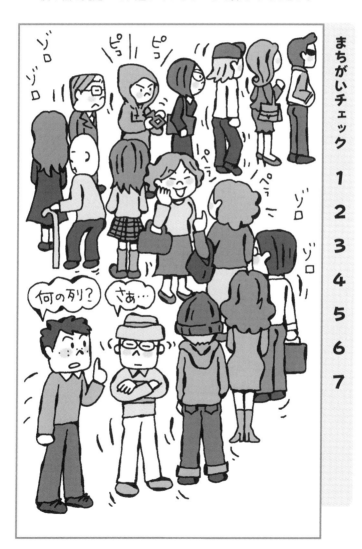

まちがいさがし

053
日目

活性化される脳の部位
頭頂葉、前頭葉

強化される能力
注意力

目標
2分 **00**秒

学習日
　　　月　　　日
かかった時間
　　　分　　　秒
この問題の答えは **378** ページ

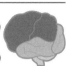

まちがい **6**こ

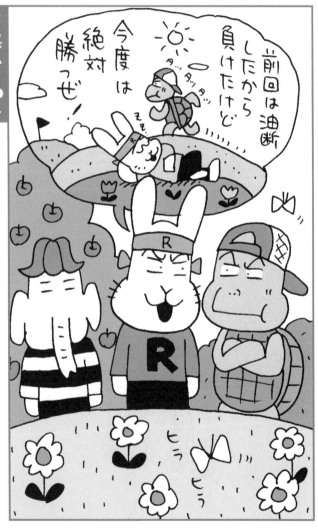

ウサギとカメと…①

①から④の4枚でストーリーになっています。まずは、前回勝負に負けたウサギがカメに挑戦状をたたきつけたようです。

2枚の絵を見比べて、違っているところを探してください。

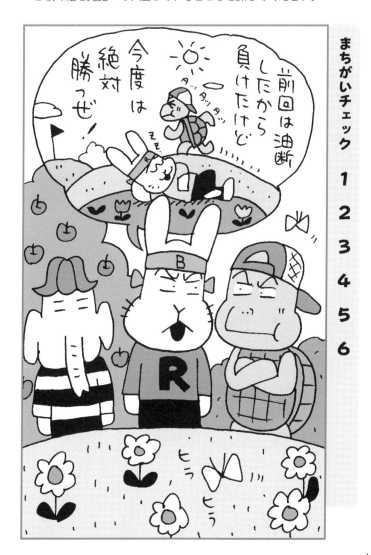

まちがいさがし

054
日目

活性化される脳の部位
頭頂葉、前頭葉

強化される能力
注意力

目標
4分 **00**秒

学習日
　　　　月　　　　日

かかった時間
　　　　分　　　　秒

この問題の答えは **379** ページ

まちがい **7**こ

ウサギとカメと…②

カメもやる気まんまんです。今回も、勝利への自信はゆるぎません。余裕の笑顔を見せていますよ。

2枚の絵を見比べて、違っているところを探してください。

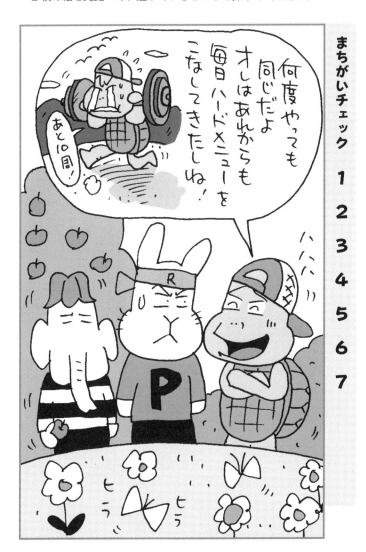

まちがいさがし

055
日目

活性化される脳の部位
頭頂葉、前頭葉
強化される能力
注意力

目標
4分 00秒

学習日
　　　　月　　　　日
かかった時間
　　　　分　　　　秒

この問題の答えは **379** ページ

まちがい **7**こ

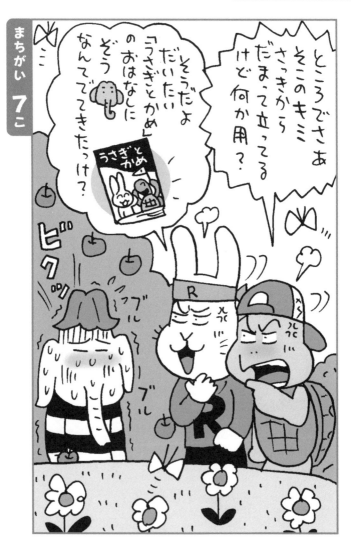

ウサギとカメと…③

ウサギとカメが、自分たち以外の存在に気がついたようです。
でも、どこか様子がおかしいですね。
　2枚の絵を見比べて、違っているところを探してください。

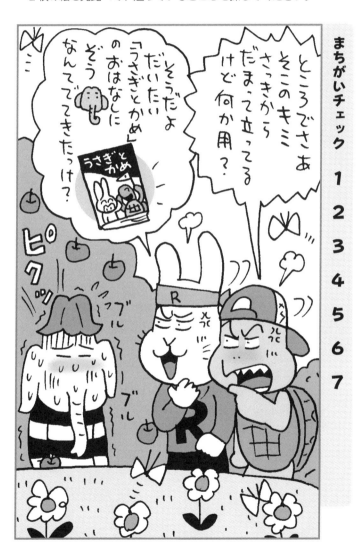

まちがいチェック 1 2 3 4 5 6 7

まちがいさがし

活性化される脳の部位
頭頂葉、前頭葉

強化される能力
注意力

目標
3分 00秒

学習日
　　　　月　　　　日

かかった時間
　　　　分　　　秒

この問題の答えは **379** ページ

まちがい **6こ**

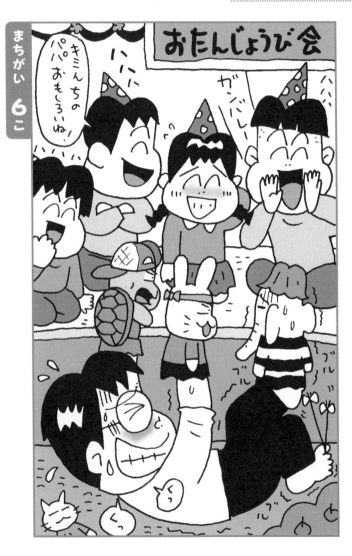

ウサギとカメと…④

お父さんが手足を駆使して、人形を操っていたとは！　子ども
たちに大受けで、頑張った甲斐がありましたね。
　　2枚の絵を見比べて、違っているところを探してください。

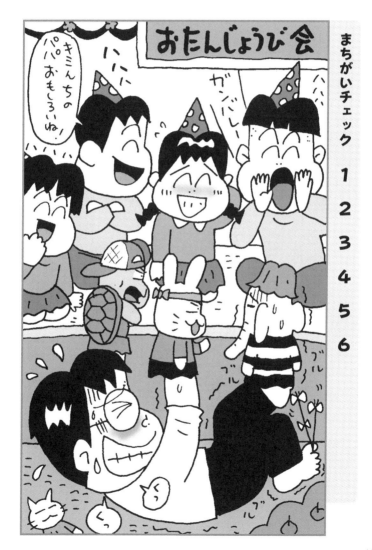

ないものさがし

活性化される脳の部位
頭頂葉、前頭葉
強化される能力
注意力

学習日

月　　　　　日

かかった時間

分　　　　秒

この問題の答えは **379** ページ

昨夜

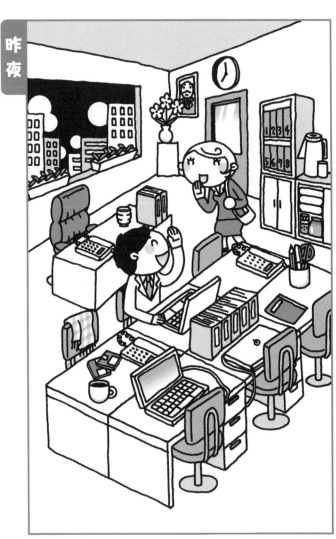

オフィスに泥棒 !?

朝、出社したら、オフィスが滅茶苦茶に。泥棒かしら？　でも、なくなったものは1つだけ。2枚の絵を見比べて、なくなっているもの1つを探してください。

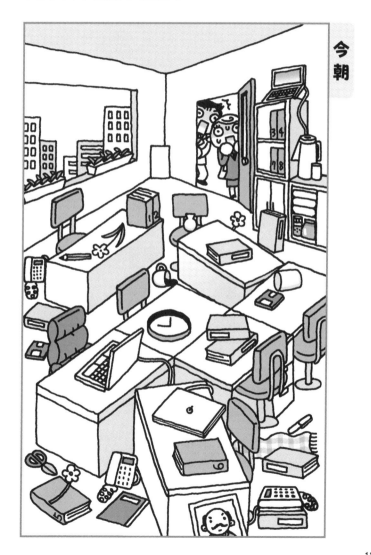

今朝

まちがいさがし

058
日目

活性化される脳の部位
頭頂葉、前頭葉
強化される能力
注意力

目標
2分 **00**秒

学習日　　　　　月　　　　　日
かかった時間　　　　　分　　　　秒
この問題の答えは **379** ページ

まちがい **7**こ

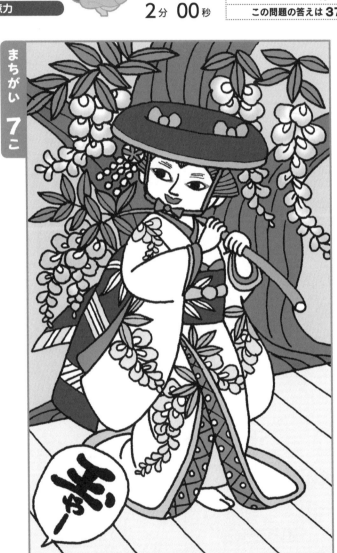

日本舞踊

足腰を使い、体幹の強さを養える日本舞踊。スローダンスなので、年をとっても続けていける習い事の1つですね。

2枚の絵を見比べて、違っているところを探してください。

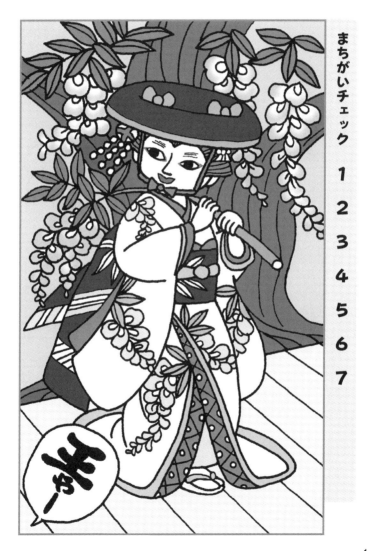

まちがいさがし

059
日目

活性化される脳の部位
頭頂葉、前頭葉

強化される能力
注意力

目標
5分 00秒

学習日
　　　　　月　　　　　日
かかった時間
　　　　　分　　　　　秒
この問題の答えは **379** ページ

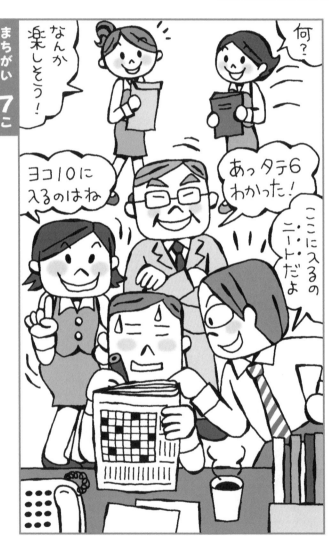

1人で解かせて

解いている人を見ると、つい口を挟みたくなるパズル好き。解いている本人は「1人で解かせて」と思っているかも。

2枚の絵を見比べて、違っているところを探してください。

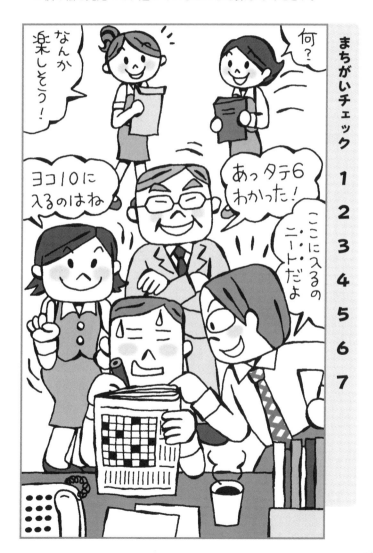

まちがいさがし

060
日目

活性化される脳の部位
頭頂葉、前頭葉
強化される能力
注意力

目標
2分 **00**秒

学習日

月　　　　日

かかった時間

分　　　　秒

この問題の答えは **379** ページ

まちがい **7** こ

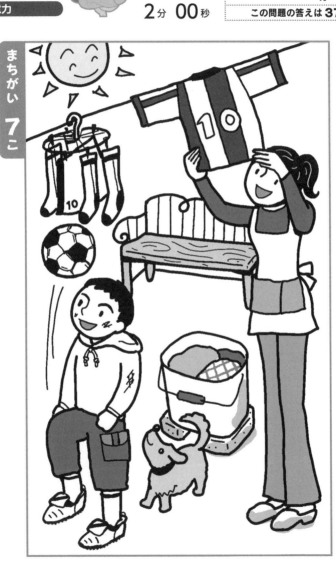

気持ちよく洗濯

毎日思いっきり練習して汚れて帰ってくる子どもがいると、洗濯物が山のように。いい天気が何よりです。

　2枚の絵を見比べて、違っているところを探してください。

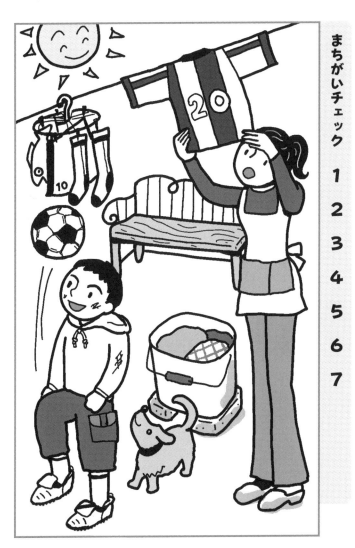

まちがいチェック 1 2 3 4 5 6 7

133

まちがいさがし

活性化される脳の部位
頭頂葉、前頭葉
強化される能力
注意力

学習日
　　　　　月　　　　　日
かかった時間
　　　　　分　　　　　秒
この問題の答えは **379** ページ

まちがい **7** こ

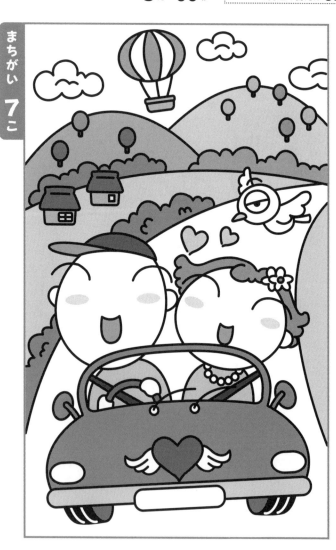

二人でドライブ

スポーツカーに乗って、どこへお出掛けかしら。目的地はどこでも、二人でいるだけで楽しそうです。

　２枚の絵を見比べて、違っているところを探してください。

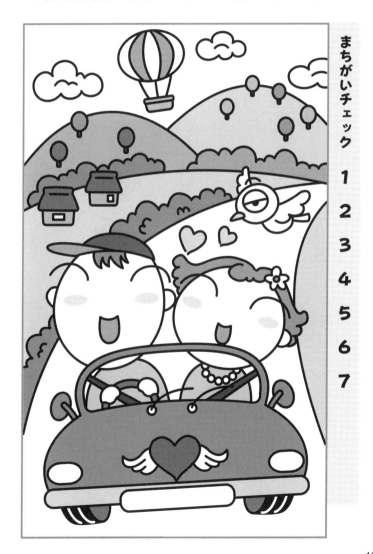

まちがいチェック

1
2
3
4
5
6
7

まちがいさがし

062
日目

活性化される脳の部位
頭頂葉、前頭葉

強化される能力
注意力

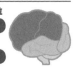

目標
2分 **00**秒

学習日

　　　　　月　　　　日

かかった時間

　　　　　分　　　　秒

この問題の答えは **379** ページ

まちがい **7** こ

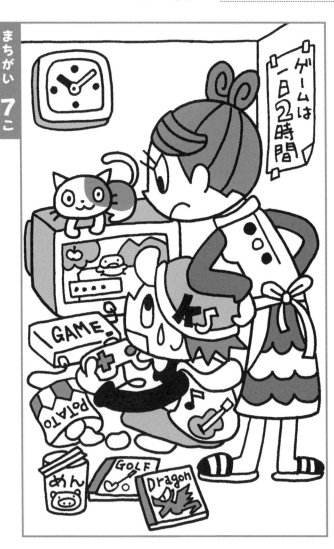

136

約束は守ろうね

ずっとゲームをしていたい子どもに時間制限をしても、守るのはちょっと難しそうですね。

2枚の絵を見比べて、違っているところを探してください。

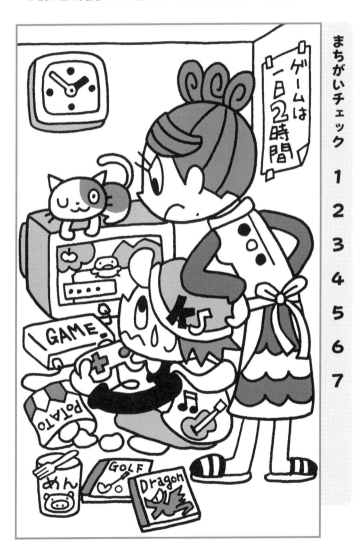

まちがいチェック

1
2
3
4
5
6
7

137

シルエットパズル

活性化される脳の部位
前頭葉、頭頂葉

強化される能力
空間認知力、空間操作力

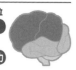

目標
3分 **30**秒

学習日

　　　　　　月　　　　　　日

かかった時間

　　　　　　　分　　　　　秒

この問題の答えは **379** ページ

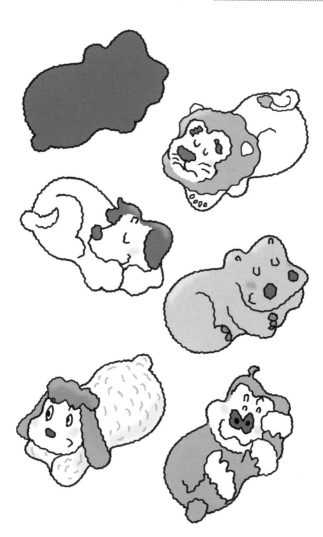

138

動物のシルエット

いろいろな動物が11種類います。この中に、左上のシルエットと同じ形をした動物が1種類だけいます。どの動物でしょうか。回転してもOKですよ。

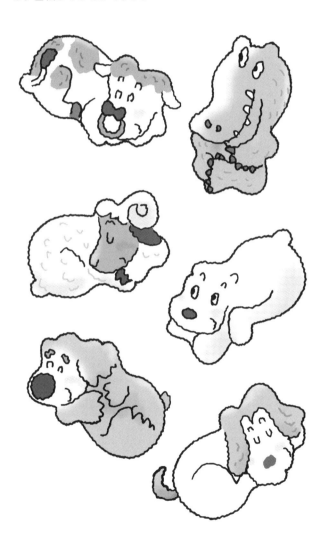

まちがいさがし

064
日目

目標
4分 00秒

活性化される脳の部位
頭頂葉、前頭葉

強化される能力
注意力

学習日
　　　　　月　　　　　日

かかった時間
　　　　　分　　　　　秒

この問題の答えは379ページ

まちがい 7こ

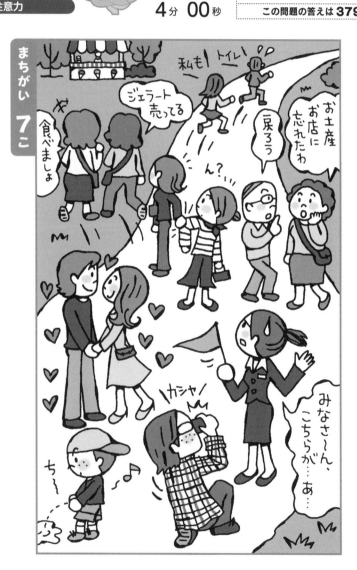

140

ツアコンは楽じゃない

勝手気ままなツアーのお客さんたちに困り顔のツアコンのお姉さん。まだ、新人なのでしょうね。

　2枚の絵を見比べて、違っているところを探してください。

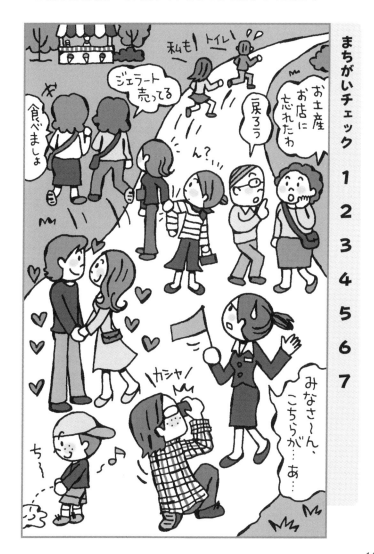

まちがいさがし

065
日目

目標
2分 00秒

活性化される脳の部位
頭頂葉、前頭葉
強化される能力
注意力

学習日
　　　　　月　　　　　日
かかった時間
　　　　　分　　　　秒
この問題の答えは 380 ページ

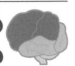

まちがい
7こ

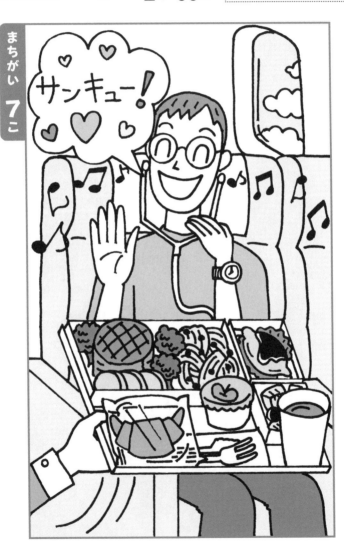

機内食にワクワク

海外旅行など、飛行機で長距離を移動するときのいちばんの楽しみは、なんといっても機内食でしょう。

2枚の絵を見比べて、違っているところを探してください。

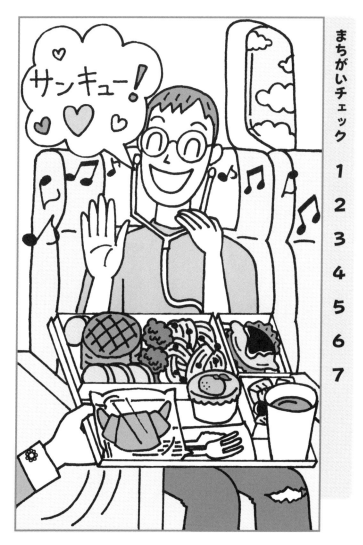

まちがいさがし

活性化される脳の部位
頭頂葉、前頭葉
強化される能力
注意力

目標
2分 **00**秒

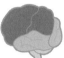

学習日

月 日

かかった時間

分 秒

この問題の答えは **380** ページ

まちがい **7** こ

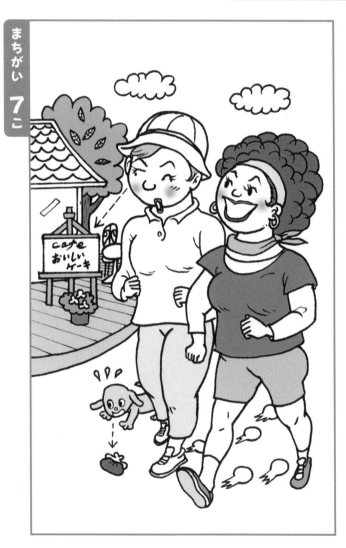

健康ウォーキング

健康のためにと、ウォーキングを始めた二人ですが、すでに何やら誘惑にかられているようです。

2枚の絵を見比べて、違っているところを探してください。

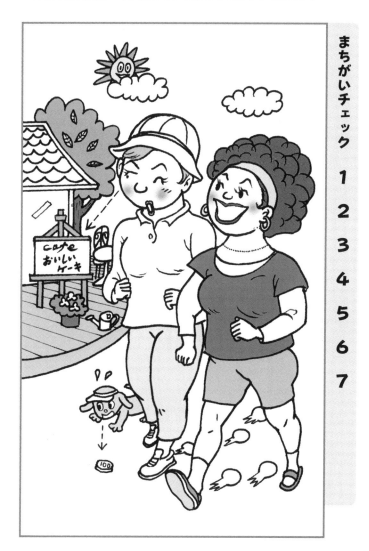

まちがいチェック

1 2 3 4 5 6 7

鏡まちがいさがし

067
日目

活性化される脳の部位
前頭葉、頭頂葉

強化される能力
空間認知力、空間操作力

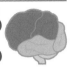

目標
6分 00秒

学習日
　　　　　月　　　　　日

かかった時間
　　　　　分　　　　　秒

この問題の答えは 380 ページ

まちがい 7 こ

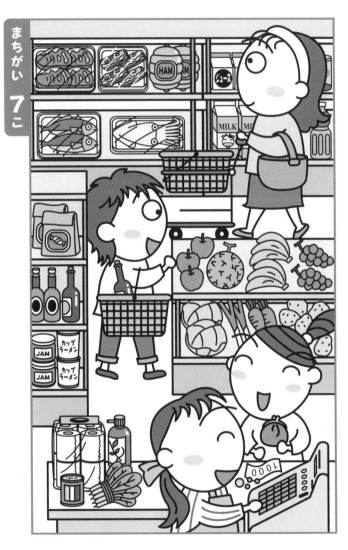

スーパーでお買い物

今日もいつものスーパーへ。右の絵は、左の絵が鏡に映ったものですが、鏡に映ったにしてはどこかへんです。

　2枚の絵を見比べて、違っているところを探してください。

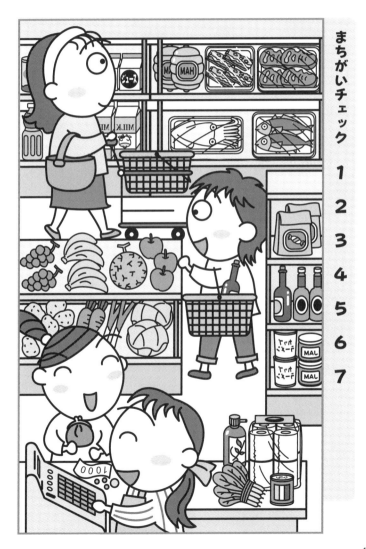

まちがいチェック

1
2
3
4
5
6
7

まちがいさがし

068
日目

活性化される脳の部位
頭頂葉、前頭葉

強化される能力
注意力

目標
3分 **00**秒

学習日

月　　　　日

かかった時間

分　　　秒

この問題の答えは **380** ページ

まちがい **7**こ

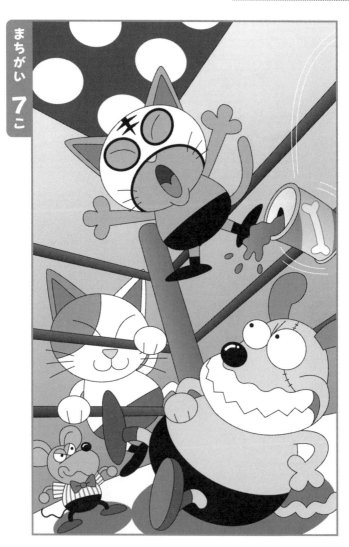

くらえ、必殺技！

猫がロープ最上段から必殺技を繰り出した〜！　この勝負はこのまま猫の勝ちになるのでしょうか。

　2枚の絵を見比べて、違っているところを探してください。

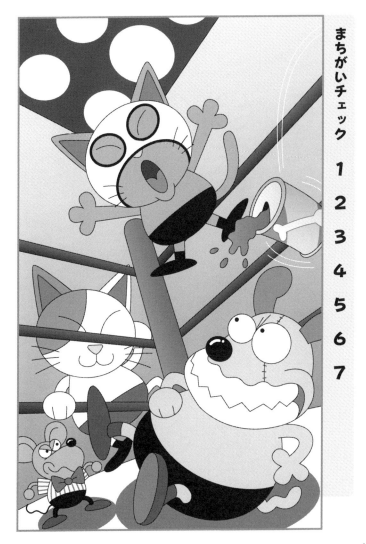

まちがいチェック 1 2 3 4 5 6 7

149

ペアさがし

活性化される脳の部位
頭頂葉、前頭葉
強化される能力
注意力（特に選択的注意）

学習日
　　　　　　月　　　　　　日
かかった時間
　　　　　　　分　　　　　秒
この問題の答えは 380 ページ

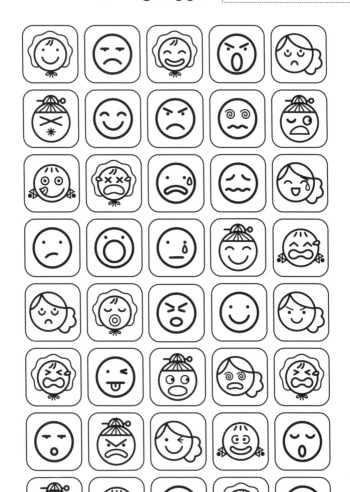

顔マークでペアさがし

ずらっと並んだ顔マークの中から、同じ顔をペアにして消していくと、最後にペアにならない顔が2つ残ります。

それは、どれとどれでしょうか。

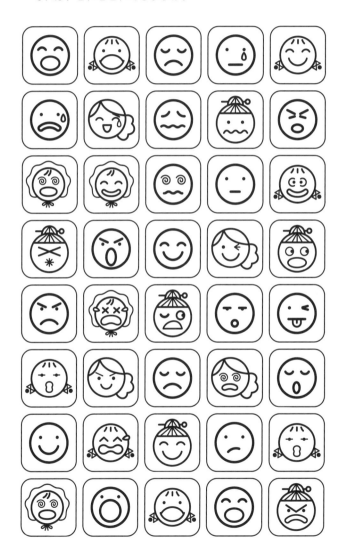

学習日
月 日
かかった時間
分 秒
この問題の答えは 380 ページ

まちがい 7こ

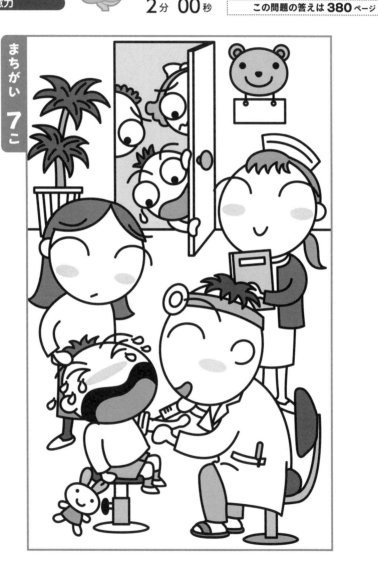

注射はやめて

大人は我慢できるけれど、子どもにとっては、痛くて怖い注射。
すぐに終わるから、ちょっとだけじっとしてね。
　2枚の絵を見比べて、違っているところを探してください。

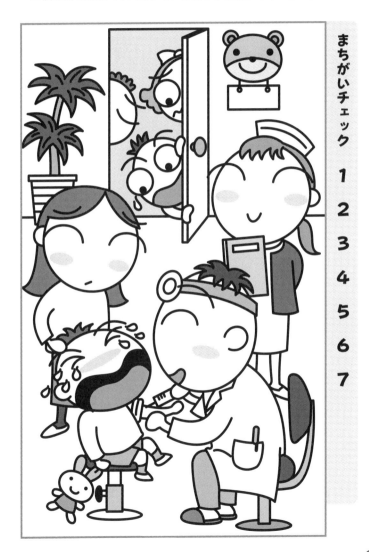

153

まちがいさがし

071
日目

活性化される脳の部位
頭頂葉、前頭葉

強化される能力
注意力

目標
2分 **30**秒

学習日

月　　　日

かかった時間

分　　秒

この問題の答えは **380** ページ

まちがい **7** こ

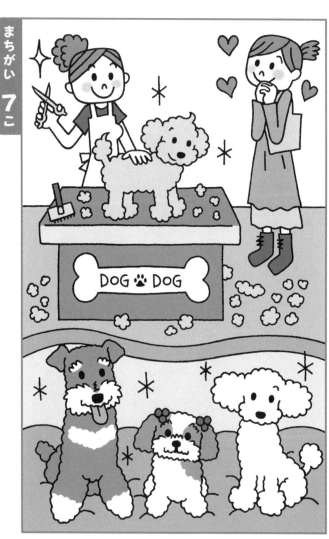

154

犬の美容院

犬の美容院で、きれいにトリミング。すっかり見違えた姿に、飼い主も惚れ直したようです。

　2枚の絵を見比べて、違っているところを探してください。

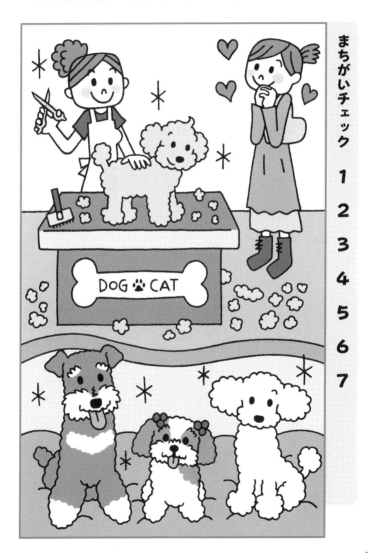

まちがいチェック

1 2 3 4 5 6 7

まちがいさがし

活性化される脳の部位
頭頂葉、前頭葉
強化される能力
注意力

目標
2分 00秒

学習日
　　　月　　　日
かかった時間
　　　分　　　秒
この問題の答えは 380 ページ

まちがい 7こ

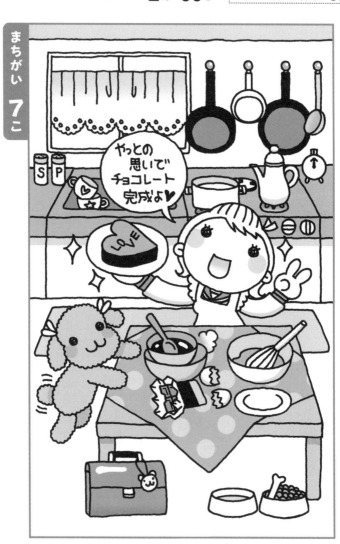

思いを込めて①

①から④の 4 枚でストーリーになっています。まずは、手作り
チョコレートが完成したところから。

　2 枚の絵を見比べて、違っているところを探してください。

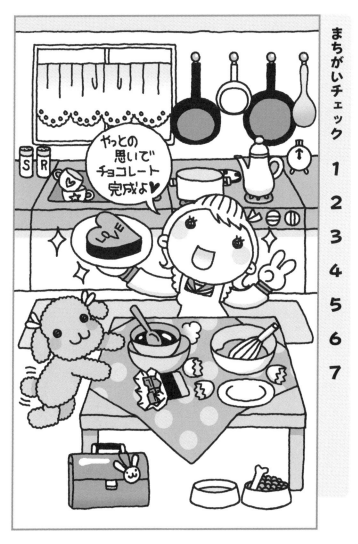

まちがいさがし

073

日目

活性化される脳の部位
頭頂葉、前頭葉

強化される能力
注意力

目標
6分 00秒

学習日

　　　　　　月　　　　　　日

かかった時間

　　　　　　分　　　　　　秒

この問題の答えは **380** ページ

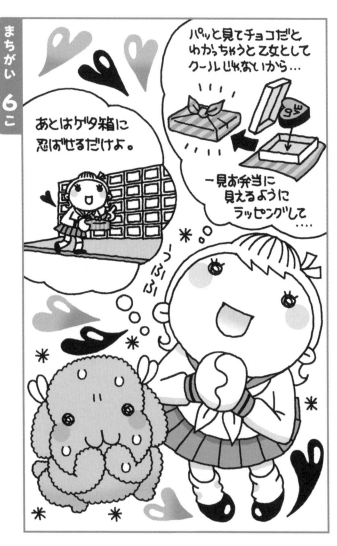

158

思いを込めて②

愛を込めて作ったチョコレートのラッピングもすんで、あとは
彼に渡すだけになりました。

　2枚の絵を見比べて、違っているところを探してください。

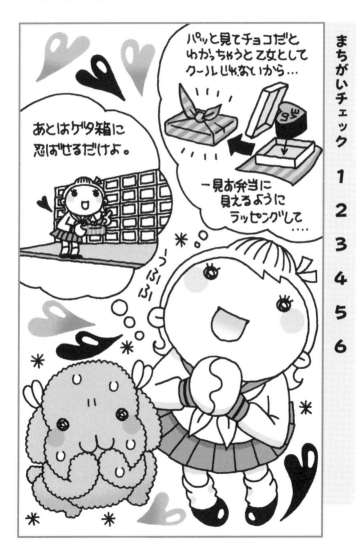

まちがいさがし

074
日目

活性化される脳の部位
頭頂葉、前頭葉

強化される能力
注意力

目標
5分 00秒

学習日
　　　　　　　月　　　　日
かかった時間
　　　　　　　分　　　秒
この問題の答えは 380 ページ

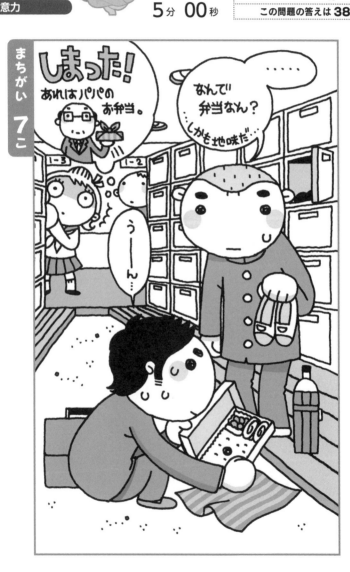

思いを込めて③

彼のゲタ箱に入れたのは、本物のお弁当だったようです。手作りチョコレートはいったいどこへ？

　2枚の絵を見比べて、違っているところを探してください。

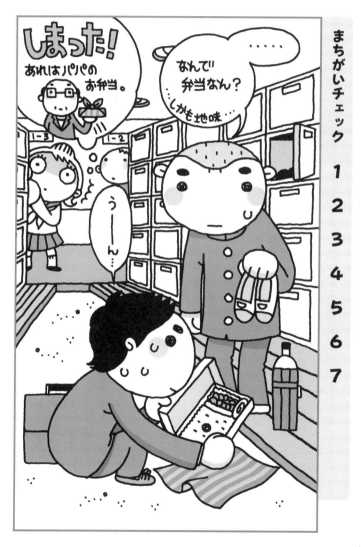

まちがいさがし

活性化される脳の部位
頭頂葉、前頭葉
強化される能力
注意力

思いを込めて④

チョコレートはお父さんの元へ。お父さん、お弁当代わりに食べちゃうんでしょうか。

　2枚の絵を見比べて、違っているところを探してください。

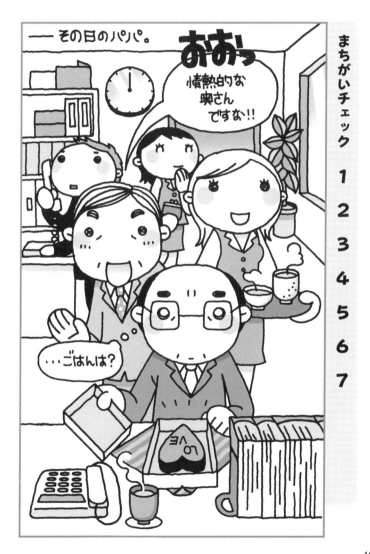

まちがいチェック　1　2　3　4　5　6　7

点つなぎ

活性化される脳の部位
前頭葉、小脳
強化される能力
注意力、調整力

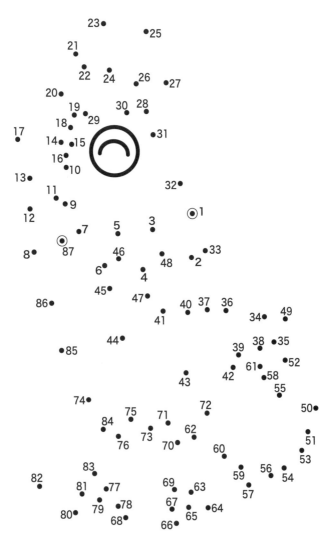

たくさん食べてね

左の絵は 1 から 87 まで、右の絵は 1 から 93 までの点を番号順に直線でつないでください。

つなぎ終わると、餌を待っている動物たちがわかりますよ。

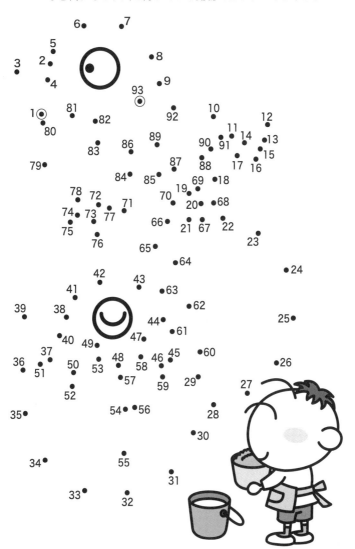

まちがいさがし

077
日目

活性化される脳の部位
頭頂葉、前頭葉

強化される能力
注意力

目標
8分 **00**秒

学習日

月　　　　　日

かかった時間

分　　　　　秒

この問題の答えは **381** ページ

まちがい **7**こ

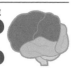

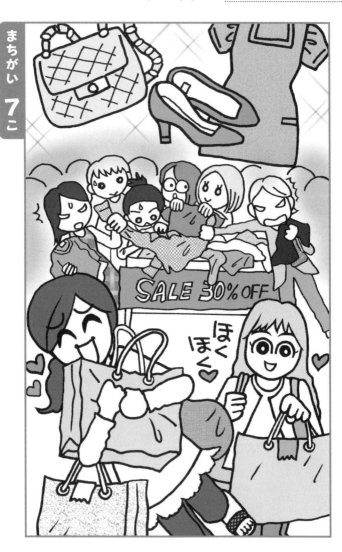

166

掘り出し物ゲット

欲しかったものが安くたくさん手に入って言うことなし。予算をオーバーしても後悔はなし。

　２枚の絵を見比べて、違っているところを探してください。

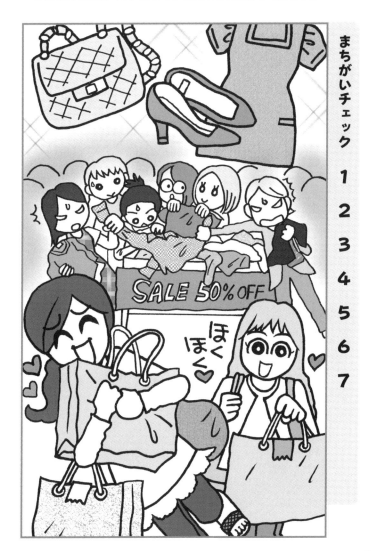

まちがいさがし

078

日目

目標

4分 **00**秒

活性化される脳の部位
頭頂葉、前頭葉

強化される能力
注意力

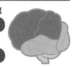

学習日

月　　　　日

かかった時間

分　　　　秒

この問題の答えは **381** ページ

まちがい **7**こ

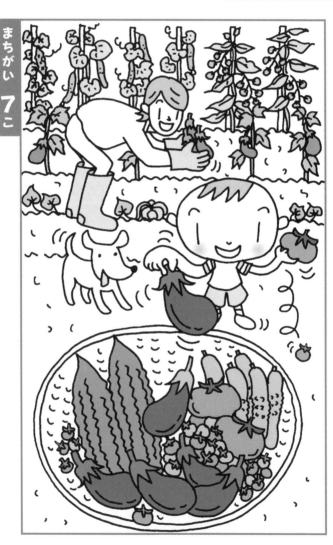

野菜が豊作

子どもも家庭菜園で収穫のお手伝い。家族だけでは食べきれないほど、野菜が豊作のようです。

2枚の絵を見比べて、違っているところを探してください。

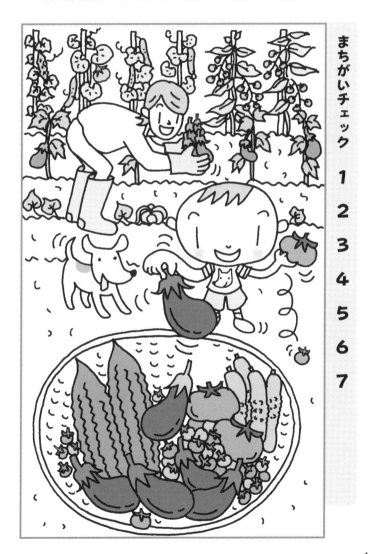

まちがいチェック 1 2 3 4 5 6 7

まちがいさがし

079
日目

活性化される脳の部位
頭頂葉、前頭葉

強化される能力
注意力

目標
8分 **30**秒

学習日

　　　　月　　　　日

かかった時間

　　　　分　　　秒

この問題の答えは **381** ページ

まちがい **7** こ

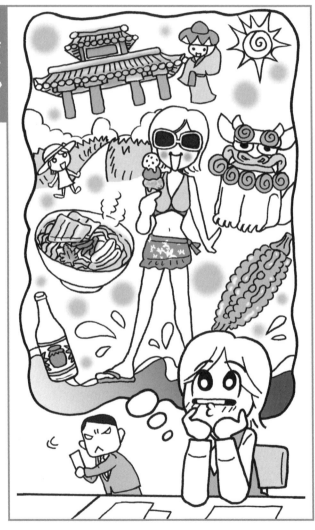

夢見る沖縄

今度の休暇は沖縄旅行。仕事の最中も、頭に浮かぶのは沖縄のことばかり。あれ、上司が睨んでいませんか。

2枚の絵を見比べて、違っているところを探してください。

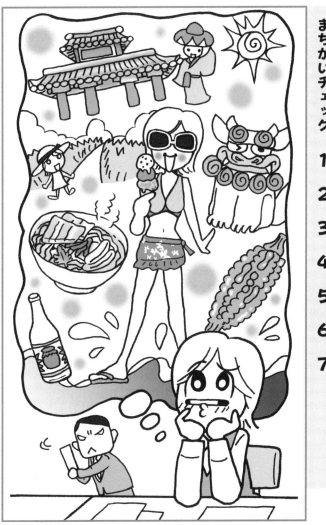

まちがいチェック　1　2　3　4　5　6　7

まちがいさがし

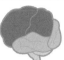

080
日目

活性化される脳の部位
頭頂葉、前頭葉

強化される能力
注意力

目標
4分 **00**秒

まちがい **7**こ

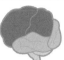

大食い競争

猫たちによる大食い競争が大詰めを迎えています。いちばん小柄な猫がリードしている模様です。

　2枚の絵を見比べて、違っているところを探してください。

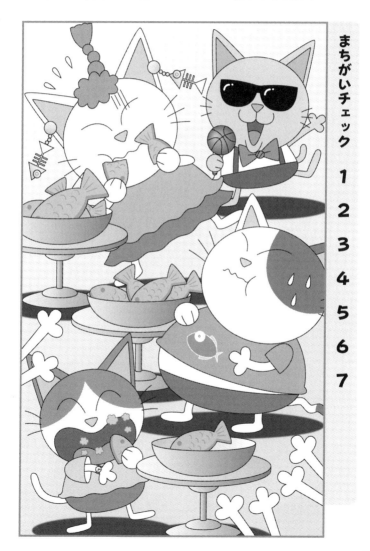

173

まちがいさがし

081
日目

目標
2分 00秒

活性化される脳の部位
頭頂葉、前頭葉

強化される能力
注意力

学習日
　　　　月　　　　日

かかった時間
　　　　分　　　　秒

この問題の答えは **381** ページ

まちがい **7**こ

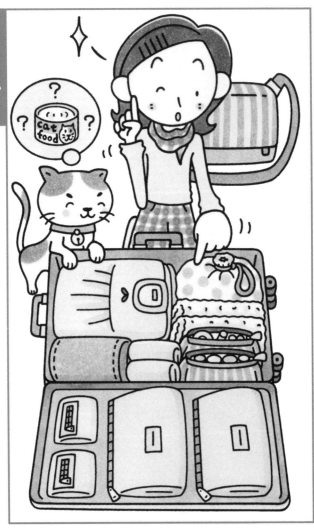

準備万端

忘れ物はないか、入念にチェック。明日からの旅行の準備は万端です。猫も連れていってもらえるのかな。

2枚の絵を見比べて、違っているところを探してください。

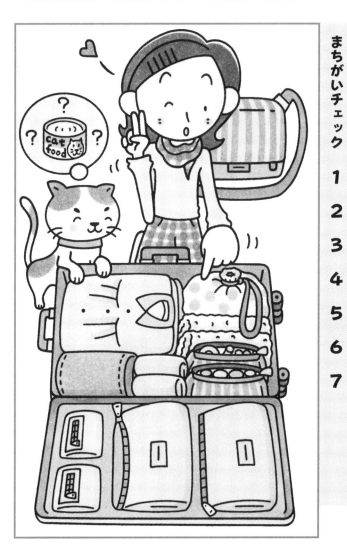

ワープ迷路

活性化される脳の部位
前頭葉、頭頂葉

強化される能力
空間認知力、空間操作力

目標
8分 00秒

学習日
　　　　　月　　　　　日
かかった時間
　　　　　分　　　　　秒

この問題の答えは **381** ページ

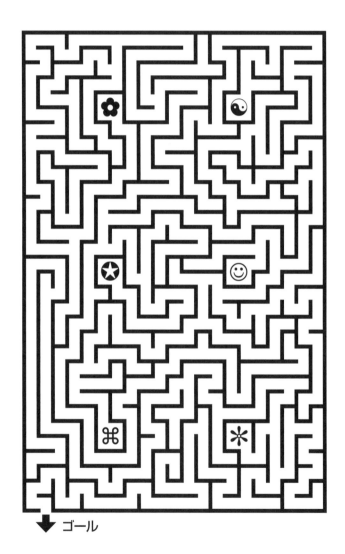

▼ ゴール

同じマークにワープ

マークがある場所にきたら、もう1つある同じマークに飛んで（ワープ）、また進んでいく迷路です。右上からスタートして、左下のゴールまで、ワープしながらたどり着いてください。

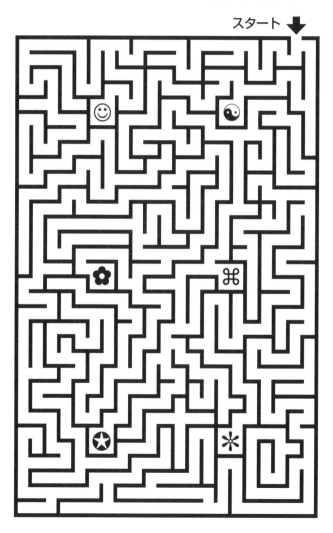

スタート ⬇

まちがいさがし

083
日目

活性化される脳の部位
頭頂葉、前頭葉

強化される能力
注意力

目標
8分 30秒

学習日

　　　　　　月　　　　　　日

かかった時間

　　　　　　分　　　　　秒

この問題の答えは **381** ページ

まちがい **7** こ

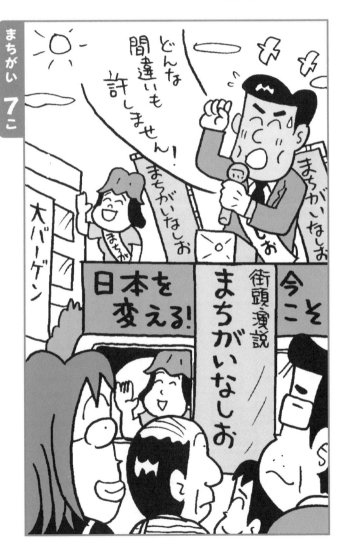

清き1票を

まちがいなしおさんが当選した暁には、世の中から「まちがいさがし」はなくなってしまうのでしょうか。

　2枚の絵を見比べて、違っているところを探してください。

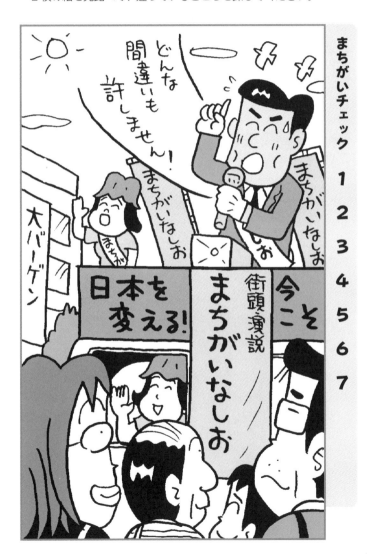

まちがいさがし

活性化される脳の部位
頭頂葉、前頭葉

強化される能力
注意力

学習日
　　　　月　　　　日

かかった時間
　　　　分　　　　秒

この問題の答えは **381** ページ

まちがい **7**こ

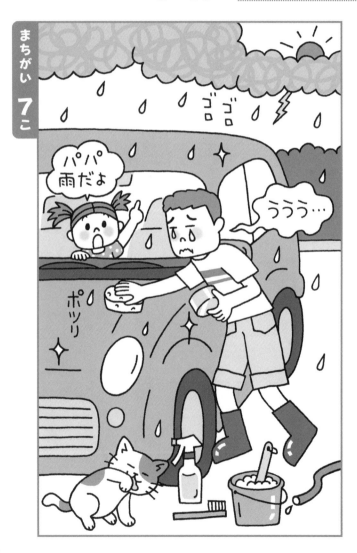

洗車の途中で雨が

晴れていたのに、洗車の途中から雨。乾かないから、ガレージに入れて拭かないと。仕事が増えてしまいましたね。

　2枚の絵を見比べて、違っているところを探してください。

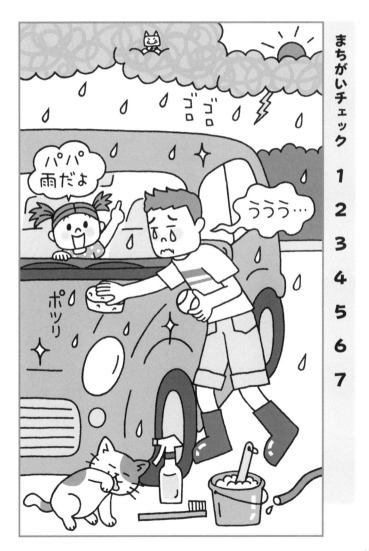

まちがいさがし

活性化される脳の部位
頭頂葉、前頭葉

強化される能力
注意力

目標
6分 00秒

まちがい **7** こ

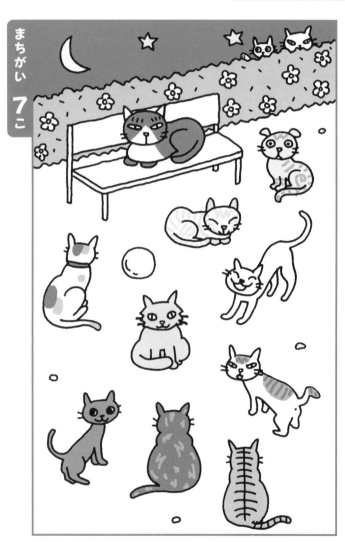

なんの集まり？

猫が集まって、集会でも開いているのでしょうか。ベンチに座っている猫がボスに違いありません。

　2枚の絵を見比べて、違っているところを探してください。

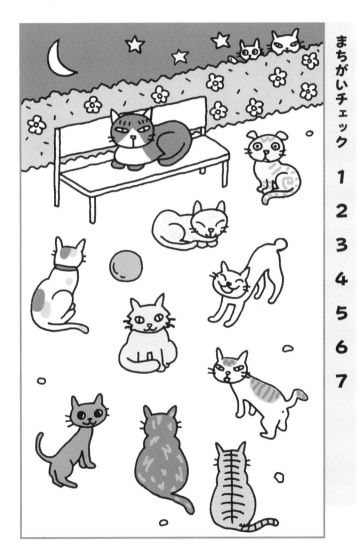

まちがいさがし

086
日目

目標
3分 **30**秒

活性化される脳の部位
頭頂葉、前頭葉
強化される能力
注意力

まちがい **7** こ

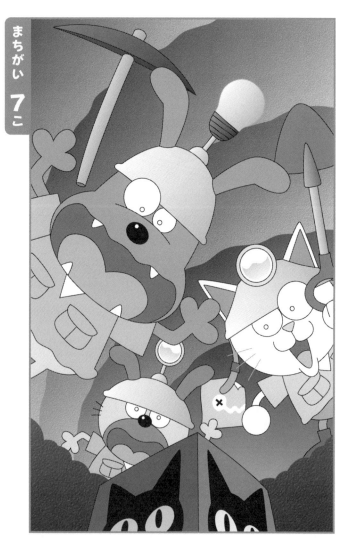

ついに発見！

地図を頼りに掘って掘って、数十年。やっと目当てのものを探し当てたようです。お宝だといいですね。

　2枚の絵を見比べて、違っているところを探してください。

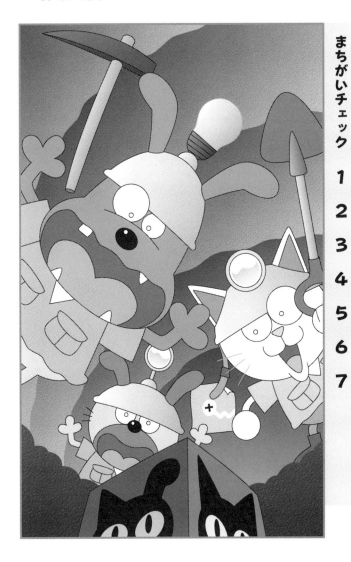

まちがいさがし

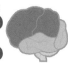

活性化される脳の部位
頭頂葉、前頭葉

強化される能力
注意力

まちがい **7** こ

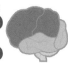

お母さんのために

姉妹で作った、お母さんのバースデーケーキ。お母さんはうれしいけれど、ちょっと複雑な心境のようです。

2枚の絵を見比べて、違っているところを探してください。

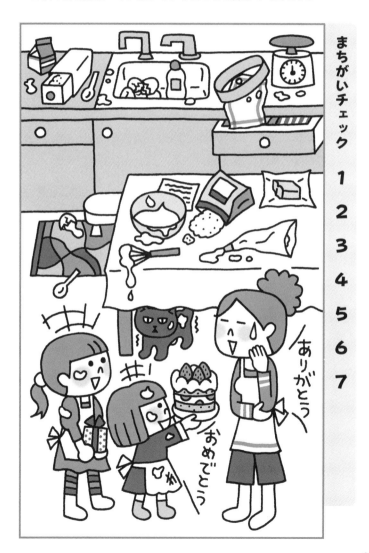

形さがし

活性化される脳の部位
前頭葉、頭頂葉

強化される能力
空間認知力、空間操作力

目標
3分 **00**秒

学習日

月　　　日

かかった時間

分　　　秒

この問題の答えは **382** ページ

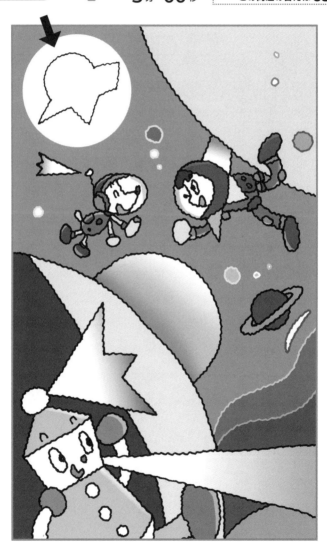

宇宙で形さがし

左上の図形と同じ形が、2枚の絵の中に5つ隠れています。大きさはさまざまですし、いくつかの絵柄が組み合わさっていることもあります。じっくり探しましょう。

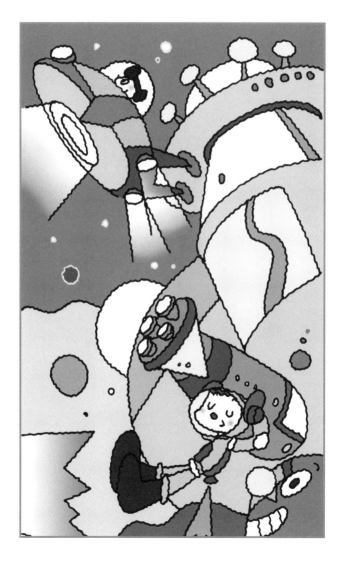

まちがいさがし

活性化される脳の部位
頭頂葉、前頭葉

強化される能力
注意力

目標
5分 **30**秒

まちがい **7**こ

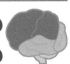

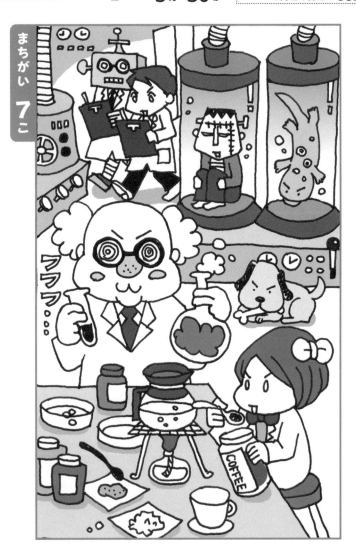

190

なんの実験？

不気味な実験室で、博士と助手はいったいなんの実験をしているのでしょうか。ん？　ただコーヒーを入れているだけ？
　2枚の絵を見比べて、違っているところを探してください。

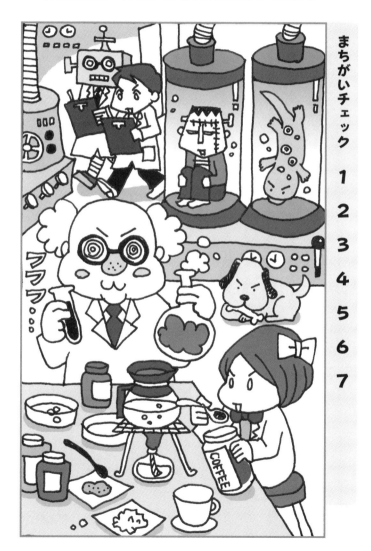

まちがいチェック

1 2 3 4 5 6 7

活性化される脳の部位
頭頂葉、前頭葉

強化される能力
注意力

まちがい **7**こ

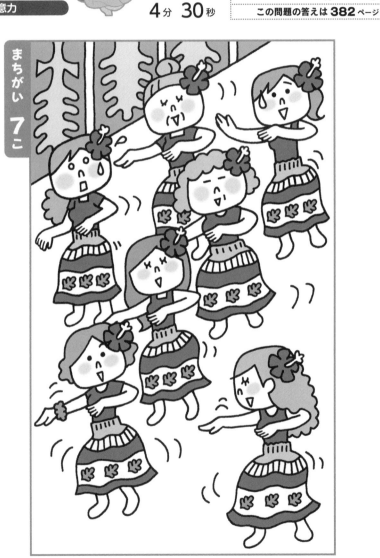

大人の習い事

体を使うもの、スキルを高めるもの、資格取得を目指すものなど習い事もさまざまですが、楽しんで続けられるのがいちばん。
　2枚の絵を見比べて、違っているところを探してください。

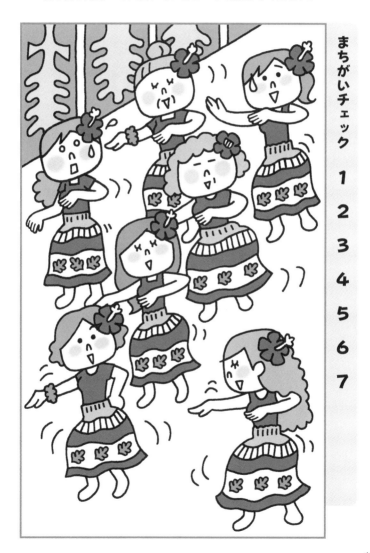

まちがいチェック 1 2 3 4 5 6 7

まちがいさがし

091
日目

目標
5分 30秒

活性化される脳の部位
頭頂葉、前頭葉

強化される能力
注意力

学習日
　月　　　日

かかった時間
　分　　　秒

この問題の答えは **382** ページ

まちがい
7こ

寝過ごした！①

①から④の4枚でストーリーになっています。まずは、目覚まし時計が鳴り響く、よくある朝の風景です。

2枚の絵を見比べて、違っているところを探してください。

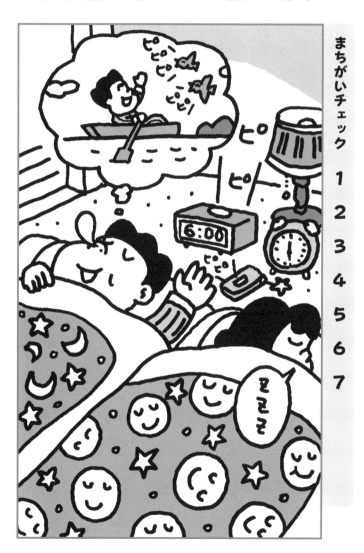

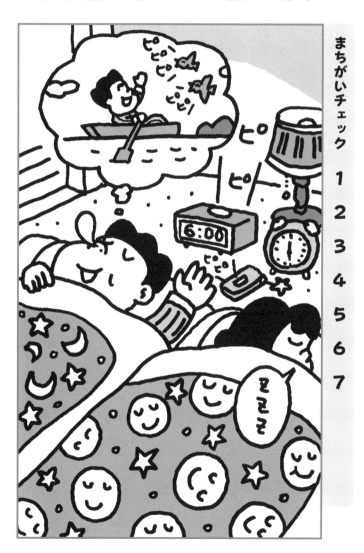

まちがいチェック

1
2
3
4
5
6
7

195

まちがいさがし

092
日目

活性化される脳の部位
頭頂葉、前頭葉
強化される能力
注意力

目標
6分 **30**秒

学習日

　　　　　月　　　　　日

かかった時間

　　　　　分　　　　秒
この問題の答えは **382** ページ

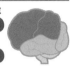

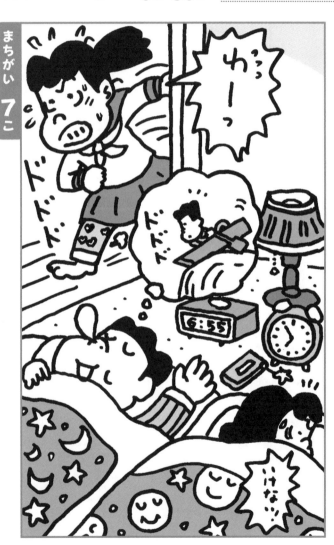

寝過ごした！②

目覚ましが鳴ってもまったく気がつかないお父さんとお母さん
です。気がついたときには、時すでに…。

　2枚の絵を見比べて、違っているところを探してください。

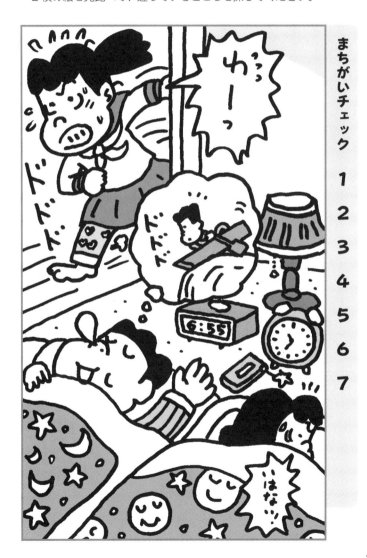

まちがいさがし

093
日目

活性化される脳の部位
頭頂葉、前頭葉

強化される能力
注意力

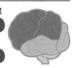

目標
3分 30秒

学習日

　　　　　月　　　　　日

かかった時間

　　　　　分　　　　　秒

この問題の答えは **382** ページ

まちがい **7** こ

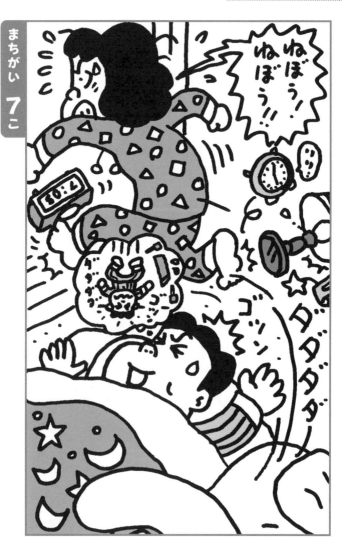

198

寝過ごした！③

大慌てで飛び起きたお母さん。まだ寝ているお父さんなど、おかまいなしです。

　2枚の絵を見比べて、違っているところを探してください。

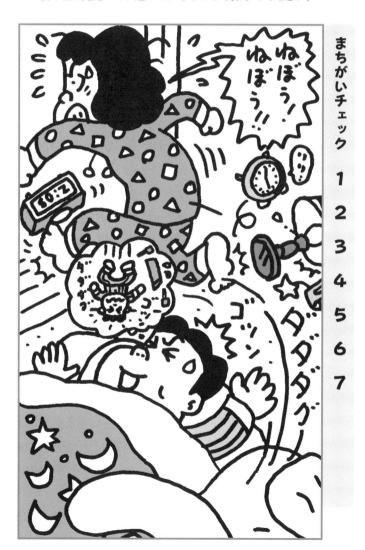

まちがいさがし

094
日目

活性化される脳の部位
頭頂葉、前頭葉
強化される能力
注意力

目標
3分 30秒

学習日　　　　月　　　　日
かかった時間　　　　分　　　　秒
この問題の答えは **382** ページ

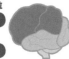

まちがい **7**こ

寝過ごした！④

やっとお父さんも起きてきました。こんな調子で、みんな間に
合うのでしょうか。急いで、急いで！

　2枚の絵を見比べて、違っているところを探してください。

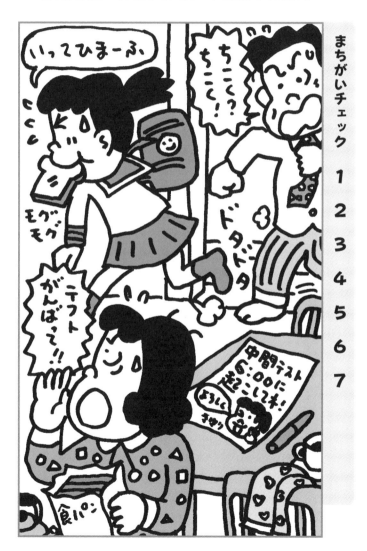

ペアさがし

活性化される脳の部位
頭頂葉、前頭葉

強化される能力
注意力（特に選択的注意）

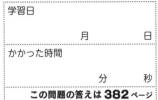

学習日	
	月　　　　日
かかった時間	
	分　　　秒

この問題の答えは **382** ページ

マークでペアさがし

ずらっと並んだマークの中から、同じマークをペアにして消していくと、最後にペアにならないマークが2つ残ります。

　それは、どれとどれでしょうか。

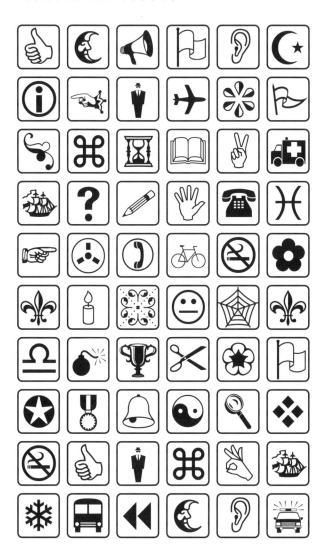

まちがいさがし

活性化される脳の部位
頭頂葉、前頭葉
強化される能力
注意力

まちがい **7**こ

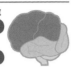

204

不思議の国のアリス

三月ウサギと帽子屋さんがお茶をしています。そこを通りかかったアリス。果たして、アリスの席はあるのでしょうか。

　2枚の絵を見比べて、違っているところを探してください。

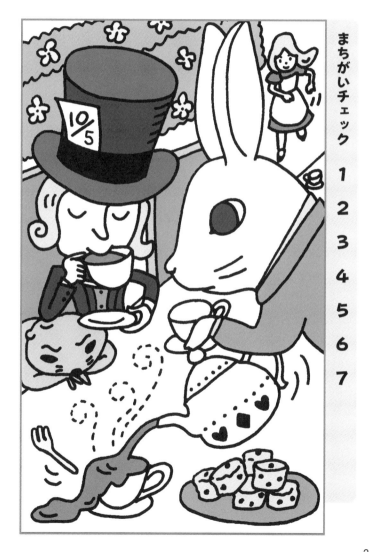

まちがいチェック　1　2　3　4　5　6　7

205

まちがいさがし

097
日目

活性化される脳の部位
頭頂葉、前頭葉

強化される能力
注意力

目標
2分 **30**秒

学習日

月　　　　　日

かかった時間

分　　　　秒

この問題の答えは **383** ページ

まちがい **7** こ

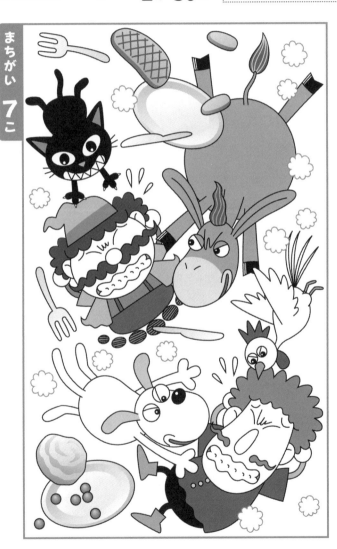

ブレーメンの音楽隊

泥棒たちを追い払って、自分たちが暮らす家を手に入れた、ロバ、
犬、猫、ニワトリでした。
　2枚の絵を見比べて、違っているところを探してください。

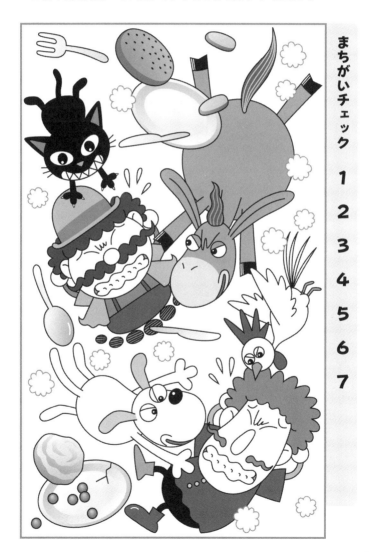

まちがいチェック

1
2
3
4
5
6
7

まちがいさがし

098
日目

活性化される脳の部位
頭頂葉、前頭葉

強化される能力
注意力

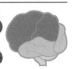

目標
7分 **30**秒

この問題の答えは **383** ページ

まちがい **7**こ

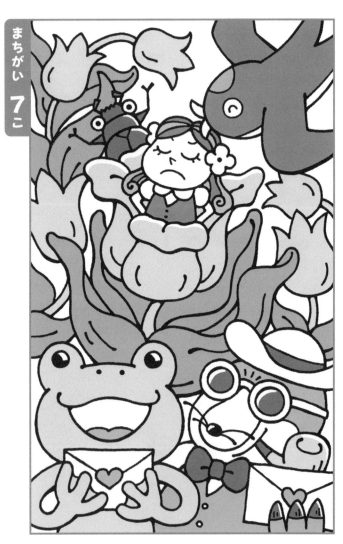

208

おやゆび姫

ヒキガエルにさらわれてから、苦難の道を歩むおやゆび姫。最後は素敵な王子さまと結ばれないと終われませんね。

2枚の絵を見比べて、違っているところを探してください。

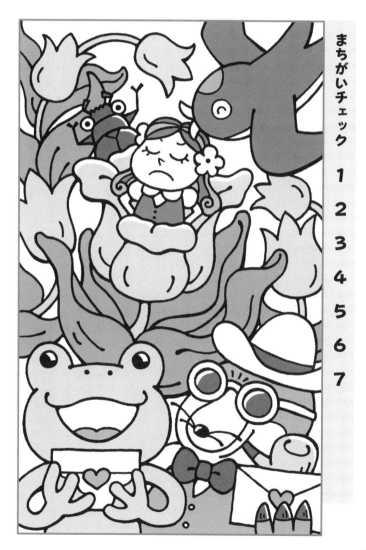

まちがいさがし

活性化される脳の部位
頭頂葉、前頭葉

強化される能力
注意力

学習日
　　　　　月　　　　　日

かかった時間
　　　　　分　　　　秒

この問題の答えは **383** ページ

まちがい **7** こ

ヘンゼルとグレーテル

森の中で、お菓子の家を見つけた二人は、魔女の罠とも知らず、
大喜びで食べ始めます。

　2枚の絵を見比べて、違っているところを探してください。

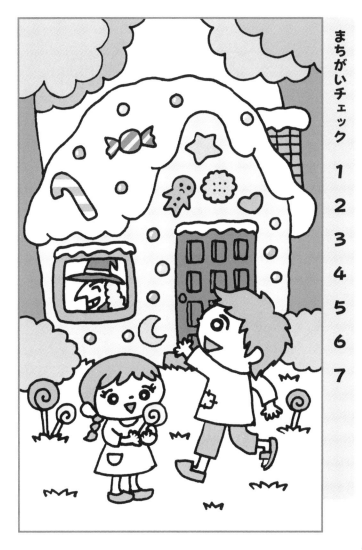

211

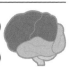

まちがいさがし

100
日目

活性化される脳の部位
頭頂葉、前頭葉

強化される能力
注意力

目標
5分 **00**秒

学習日

月　　　　日

かかった時間

分　　　秒

この問題の答えは 383 ページ

まちがい **7**こ

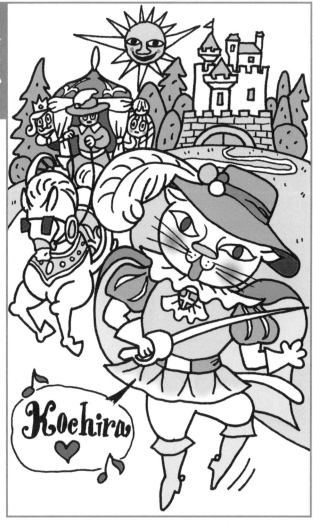

212

長靴をはいた猫

粉挽き職人のお父さんの遺産として、末の息子が貰いうけた猫。
その猫がとてつもなく優秀な猫だったのでした。

　2枚の絵を見比べて、違っているところを探してください。

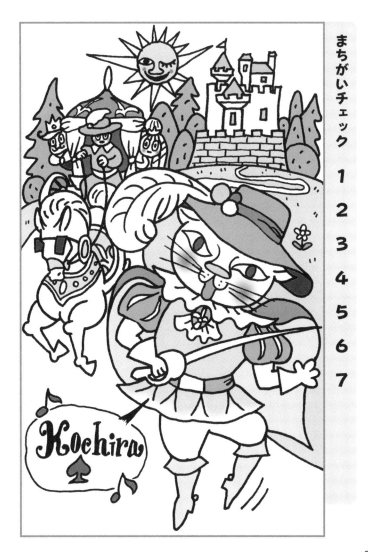

活性化される脳の部位
前頭葉、頭頂葉
強化される能力
空間認知力、空間操作力

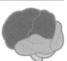

学習日
　　　　　月　　　　　日
かかった時間
　　　　　分　　　　　秒
この問題の答えは 383 ページ

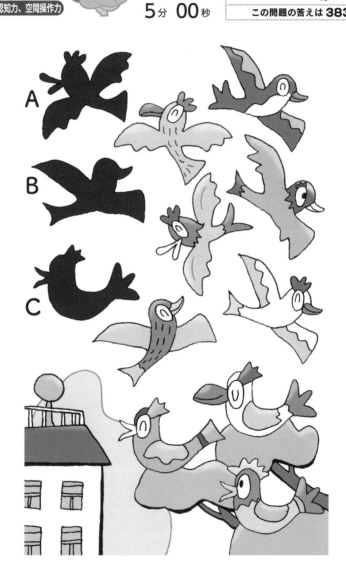

鳥は友を呼ぶ!?

どこからともなく集まった鳥たち。この中に、A から C と同じ
シルエットをした鳥が、1 羽ずついます。

　それは、それぞれどれでしょうか。

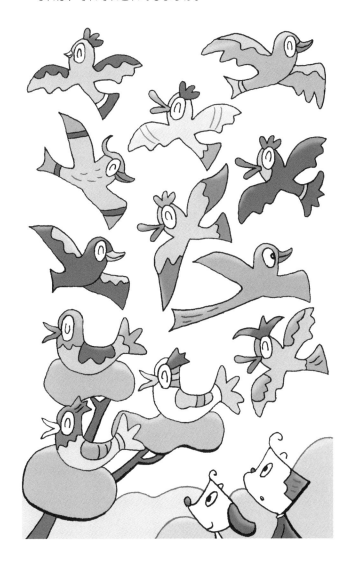

まちがいさがし

102
日目

活性化される脳の部位
頭頂葉、前頭葉
強化される能力
注意力

目標
3分 **30**秒

学習日

　　　　月　　　　日

かかった時間

　　　　分　　　　秒

この問題の答えは **383** ページ

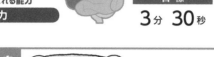

まちがい **7**こ

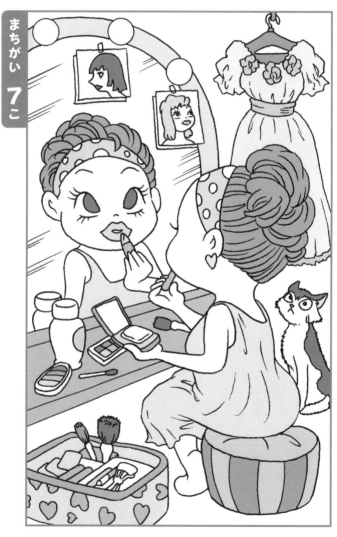

念入りにお化粧

壁にかかっている素敵なドレスと念入りなお化粧から推測すると、どなたかの結婚式に出席するのでしょうか。

2枚の絵を見比べて、違っているところを探してください。

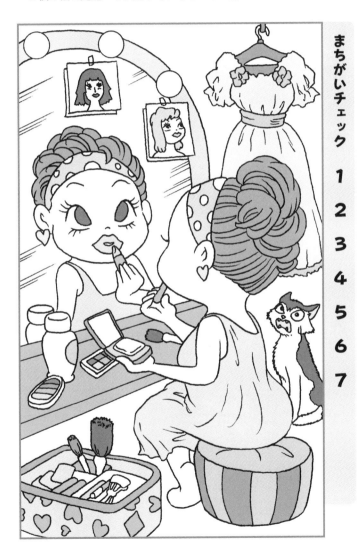

まちがいチェック

1 2 3 4 5 6 7

まちがいさがし

103 日目

活性化される脳の部位
頭頂葉、前頭葉
強化される能力
注意力

目標
8分 00秒

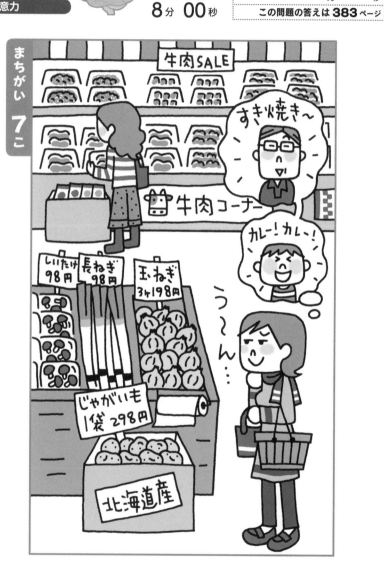

夕食の献立

毎日献立を考えるのは大変だから、リクエストがあるとうれしいけれど…。さて、どっちにしよう。

2枚の絵を見比べて、違っているところを探してください。

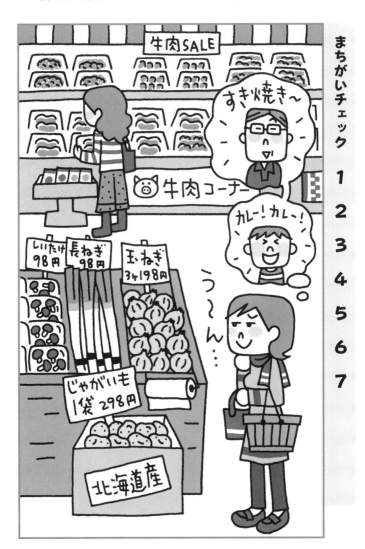

まちがいさがし

活性化される脳の部位
頭頂葉、前頭葉

強化される能力
注意力

104
日目

目標
6分 **30**秒

学習日

月　　　　日

かかった時間

分　　　　秒

この問題の答えは **383** ページ

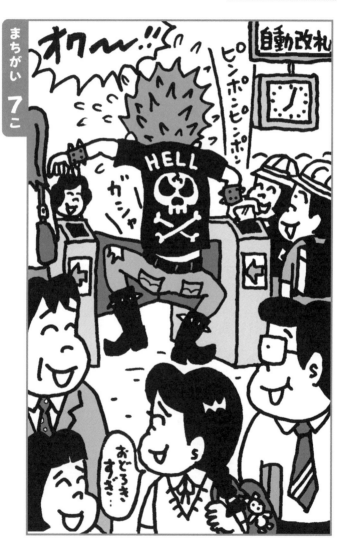

料金不足に注意

自動改札で、残高不足の際に鳴り響くピンポン。かなりのプレッシャーですが、それにしても驚きすぎですね。

2枚の絵を見比べて、違っているところを探してください。

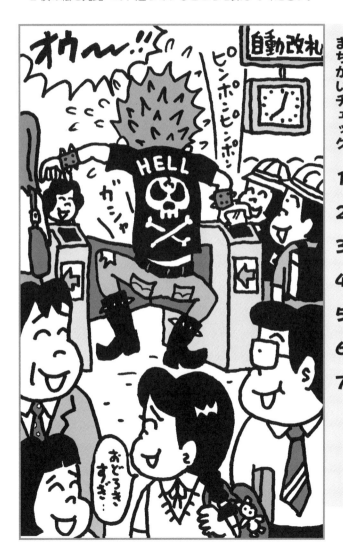

まちがいさがし

105
日目

活性化される脳の部位
頭頂葉、前頭葉

強化される能力
注意力

目標
4分 **30**秒

学習日

月　　　　日

かかった時間

分　　　秒

この問題の答えは **383** ページ

まちがい **8**こ

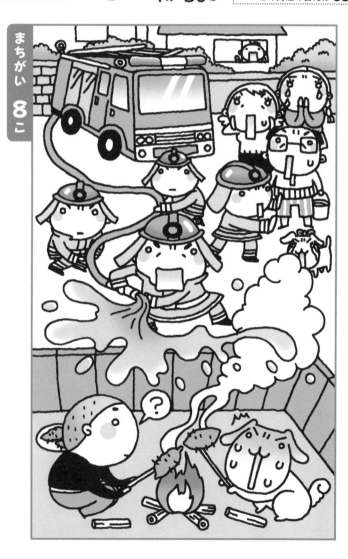

火事だー！

火事だと思ったら焚き火で焼きイモなんて、お騒がせ。消防士
のみなさん、迅速な消火活動お疲れさまです！

　2枚の絵を見比べて、違っているところを探してください。

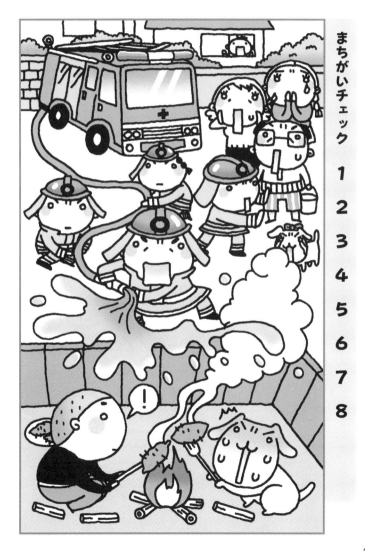

まちがいさがし

106
日目

目標
3分 00秒

活性化される脳の部位
頭頂葉、前頭葉

強化される能力
注意力

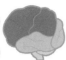

学習日
　　　　　　月　　　　　　日

かかった時間
　　　　　　分　　　　　秒

この問題の答えは **383** ページ

まちがい **8**こ

たくさん食べて

外の開放的な空気の中で、みんなでワイワイ食べるバーベキュー。自然もスパイスの1つですね。

2枚の絵を見比べて、違っているところを探してください。

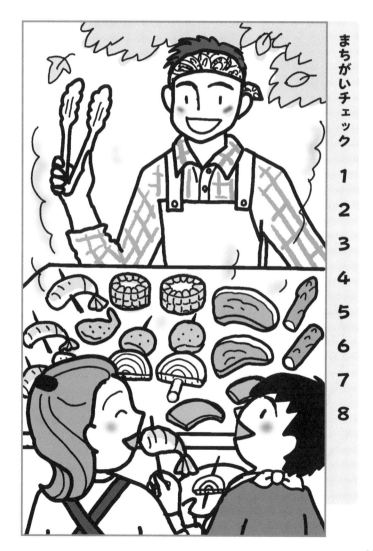

点つなぎ

107
日目

活性化される脳の部位
前頭葉、小脳

強化される能力
注意力、調整力

目標
7分 00秒

学習日

月　　　　日

かかった時間

分　　　　秒

この問題の答えは **384** ページ

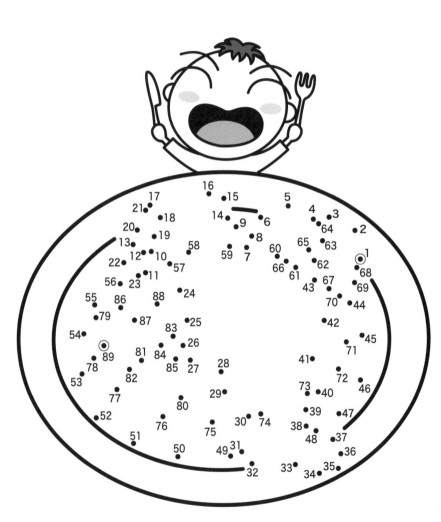

いただきます

左の絵は 1 から 89 まで、右の絵は 1 から 99 までの点を番号順に直線でつないでください。つなぎ終わると、子どもたちが食べようとしているものがわかりますよ。

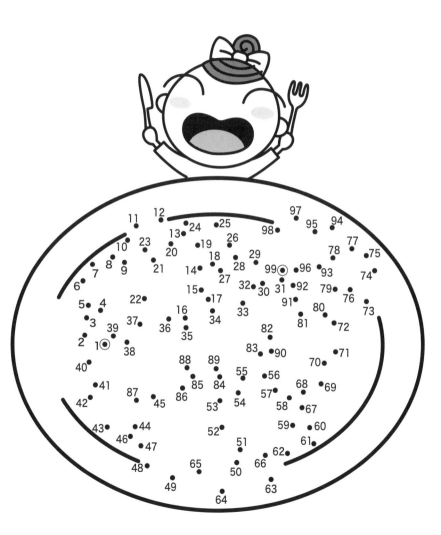

鏡まちがいさがし

108
日目

活性化される脳の部位
前頭葉、頭頂葉
強化される能力
空間認知力、空間操作力

目標
4分 **00**秒

学習日

月　　　　日

かかった時間

分　　　秒

この問題の答えは384ページ

まちがい **8**こ

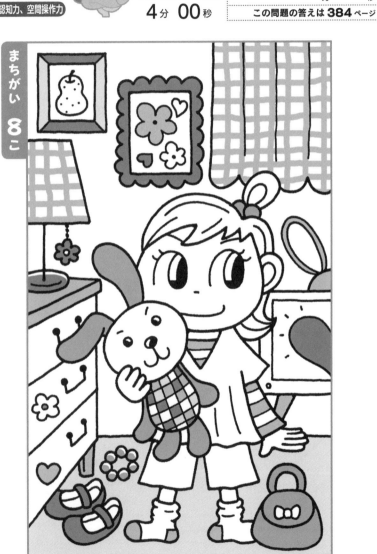

お部屋公開

みなさんにお部屋を公開しま〜す。右の絵は、左の絵が鏡に映ったものですが、鏡に映ったにしてはどこかへんです。

2枚の絵を見比べて、違っているところを探してください。

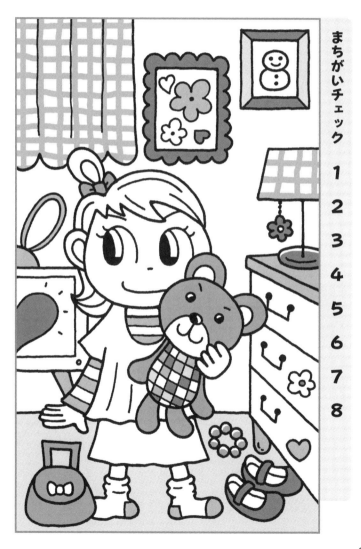

まちがいチェック 1 2 3 4 5 6 7 8

まちがいさがし

109
日目

活性化される脳の部位
頭頂葉、前頭葉

強化される能力
注意力

目標
8分 30秒

学習日

　　　　　月　　　　　日

かかった時間

　　　　　分　　　　　秒

この問題の答えは 384 ページ

まちがい 8 こ

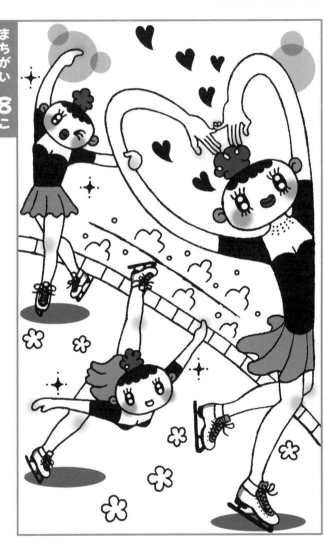

フィギュアスケート

氷上で華麗で優雅な演技を繰り広げるフィギュアスケート。日本では人気競技の1つですね。

2枚の絵を見比べて、違っているところを探してください。

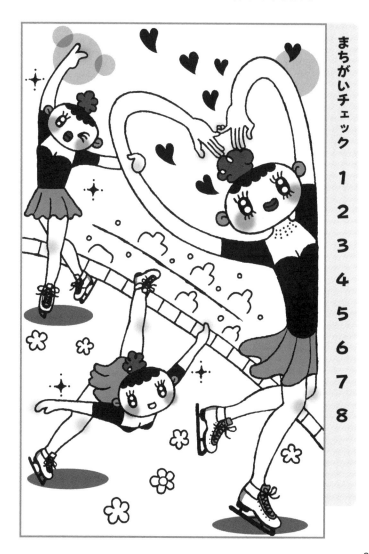

まちがいさがし

110

日目

活性化される脳の部位
頭頂葉、前頭葉

強化される能力
注意力

目標

8分 **00**秒

学習日

月　　　　日

かかった時間

分　　　　秒

この問題の答えは **384** ページ

まちがい **6**こ

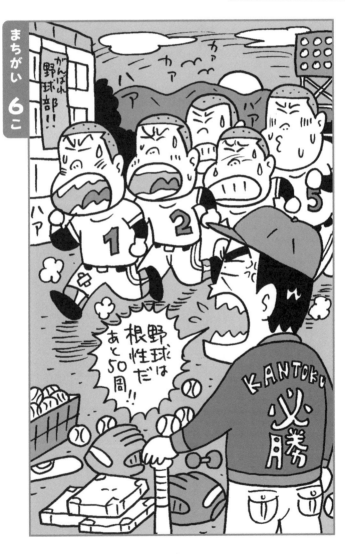

232

いくぞ、甲子園！①

①から④の 4 枚でストーリーになっています。まずは、甲子園
目指して練習に励む野球部員と監督の登場です。

　2 枚の絵を見比べて、違っているところを探してください。

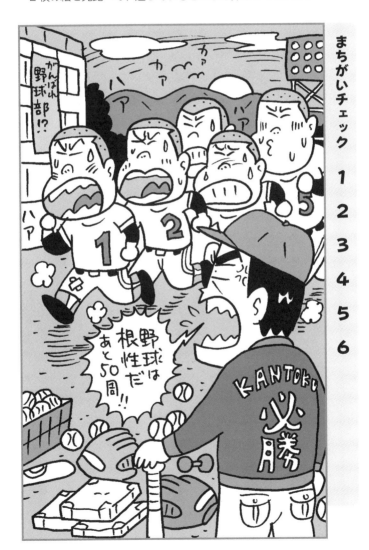

まちがいさがし

111
日目

活性化される脳の部位
頭頂葉、前頭葉
強化される能力
注意力

目標
8分 **00**秒

学習日
　　　　月　　　　日
かかった時間
　　　　分　　　　秒
この問題の答えは **384** ページ

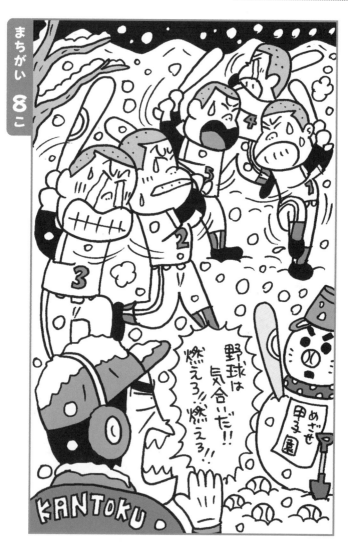

いくぞ、甲子園！②

冬も厳しい練習は続きます。雪が降ろうが槍が降ろうが、甲子園出場のためには、練習を休むわけにはいきません。

　2枚の絵を見比べて、違っているところを探してください。

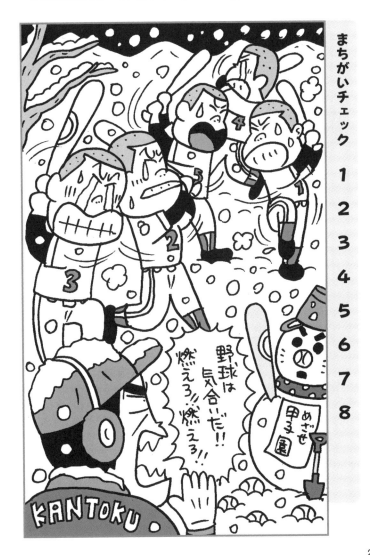

まちがいさがし

112

日目

目標
8分 00秒

活性化される脳の部位
頭頂葉、前頭葉
強化される能力
注意力

学習日

月　　　　日

かかった時間

分　　　　秒

この問題の答えは **384** ページ

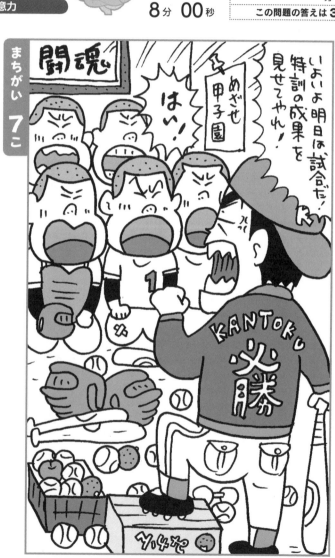

まちがい **7**こ

いくぞ、甲子園！③

辛く厳しかった練習の日々に別れを告げ、いよいよ試合に臨む
選手たち。彼らの活躍を祈らずにいられません。

　2枚の絵を見比べて、違っているところを探してください。

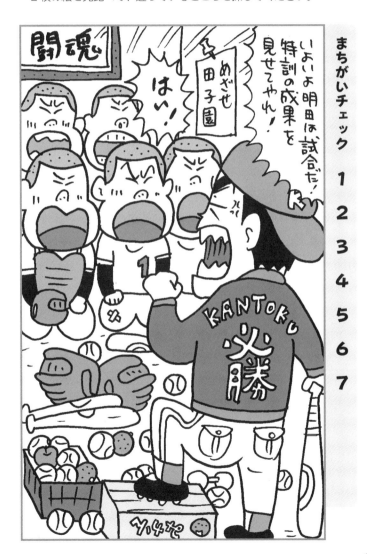

まちがいさがし

113 日目

活性化される脳の部位
頭頂葉、前頭葉

強化される能力
注意力

目標
4分 30秒

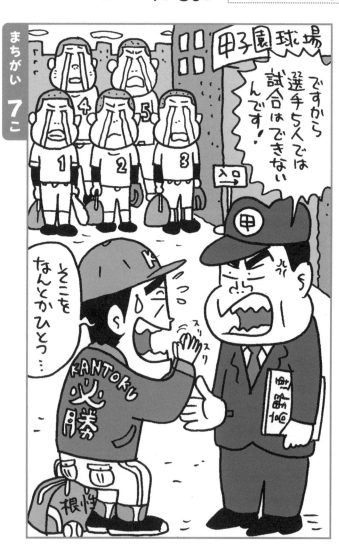

まちがい **7**こ

いくぞ、甲子園！④

そういえば、①から選手は 5 人しかいませんでしたね。でも、
この経験はきっと、これからの彼らの人生の糧になる…かな。

　2 枚の絵を見比べて、違っているところを探してください。

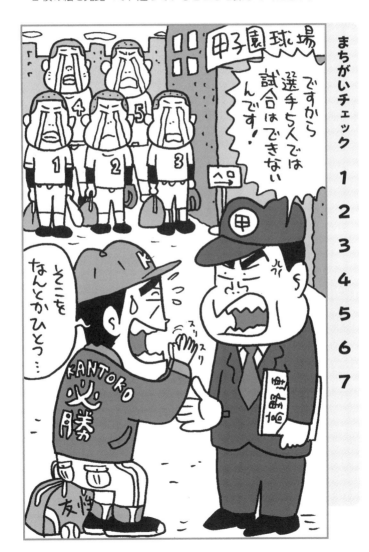

ワープ迷路

活性化される脳の部位
前頭葉、頭頂葉
強化される能力
空間認知力、空間操作力

114
日目

目標
6分 00秒

学習日

月　　　日

かかった時間

分　　　秒

この問題の答えは 384 ページ

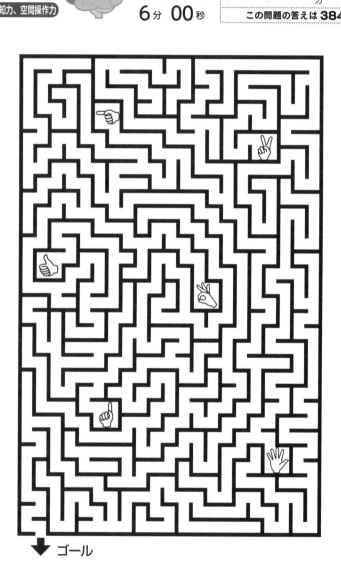

↓ ゴール

指から指へ

マークがある場所にきたら、もう1つある同じ指マークに飛んで（ワープ）、また進んでいく迷路です。右上からスタートして、左下のゴールまで、ワープしながらたどり着いてください。

スタート ↓

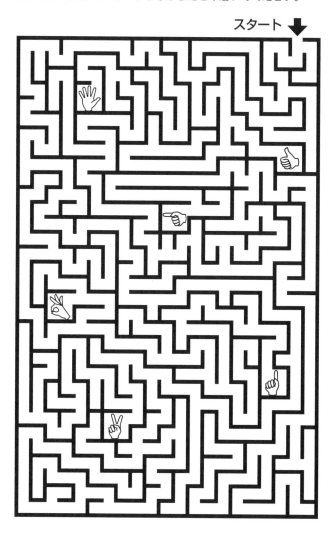

活性化される脳の部位
頭頂葉、前頭葉

強化される能力
注意力

目標
4分 **30**秒

学習日

月　　　日

かかった時間

分　　　秒

この問題の答えは **384** ページ

まちがい **8**こ

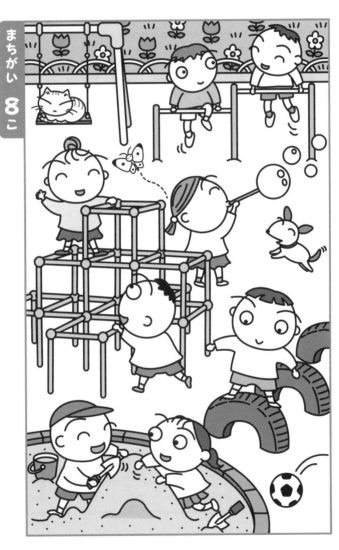

公園で遊ぼう

公園は、子どもの遊び場としていちばん身近な場所ですね。のびのび自由に遊ぶ子どもたち、楽しそうです。

　2枚の絵を見比べて、違っているところを探してください。

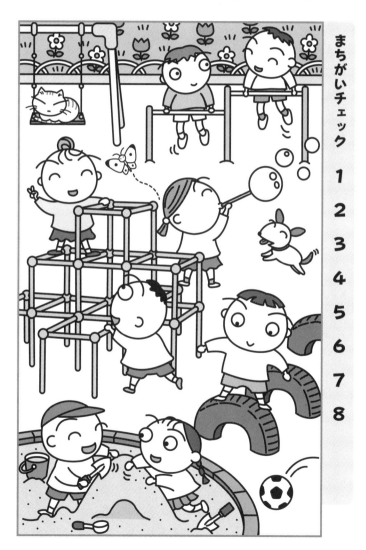

まちがいチェック

1
2
3
4
5
6
7
8

まちがいさがし

活性化される脳の部位
頭頂葉、前頭葉
強化される能力
注意力

目標
3分 **30**秒

まちがい **8**こ

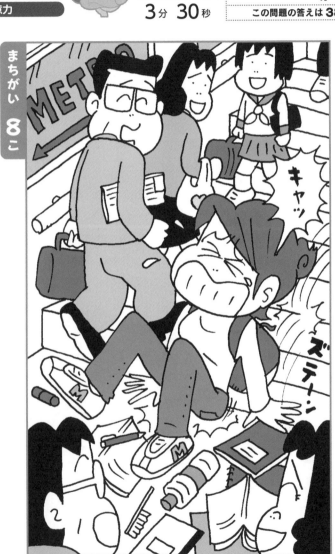

尻もちついた

彼女はきっと、この後すっくと立ち上がって、何事もなかった
かのように歩きだすでしょう。お尻の痛さに耐えながら。

　２枚の絵を見比べて、違っているところを探してください。

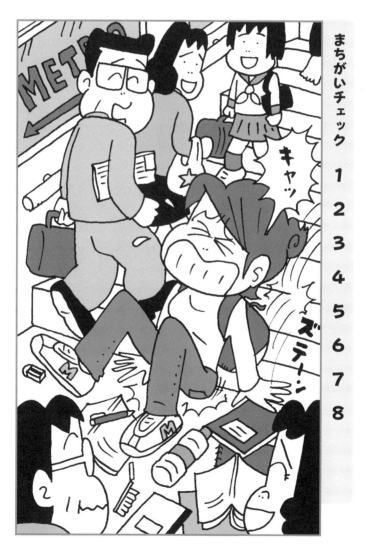

まちがいチェック　1　2　3　4　5　6　7　8

活性化される脳の部位
頭頂葉、前頭葉

強化される能力
注意力

目標
3分 **30**秒

学習日

月 日

かかった時間

分 秒

この問題の答えは **385** ページ

まちがい **8**こ

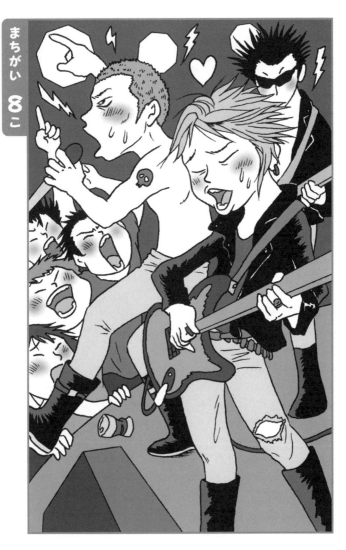

バンドやろうぜ

エレキギターにはまってアマチュアバンドを結成したことのある人、今でもやっている人、この指と〜まれ。

　２枚の絵を見比べて、違っているところを探してください。

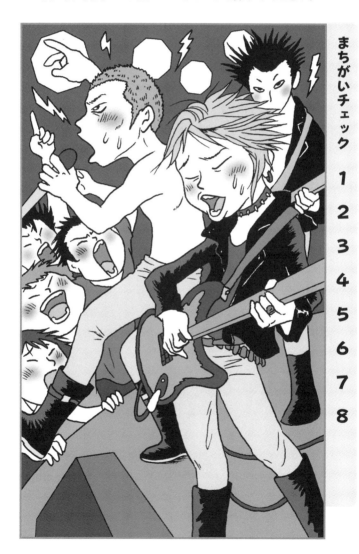

まちがいチェック 1 2 3 4 5 6 7 8

まちがいさがし

活性化される脳の部位
頭頂葉、前頭葉

強化される能力
注意力

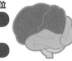

まちがい **8**こ

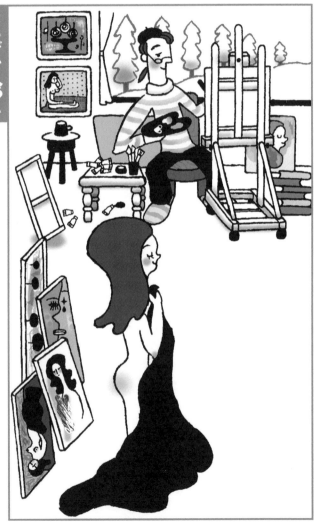

画家のアトリエ

画家とそのモデルの間に流れる静かな時間。きっと、傑作が生まれようとしているのでしょう。

　2枚の絵を見比べて、違っているところを探してください。

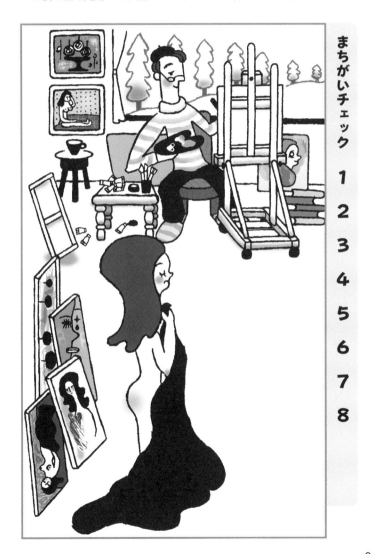

まちがいチェック 1 2 3 4 5 6 7 8

まちがいさがし

119
日目

活性化される脳の部位
頭頂葉、前頭葉

強化される能力
注意力

目標
8分 00秒

学習日
月　　　日
かかった時間
分　　　秒

この問題の答えは **385** ページ

まちがい **8** こ

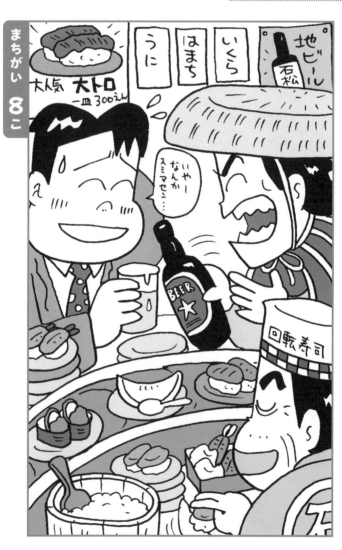

お寿司といえば

「江戸っ子だってねえ、飲みねえ飲みねえ、寿司食いねぇ」と現れたのはアノ人しかいませんね。

　2枚の絵を見比べて、違っているところを探してください。

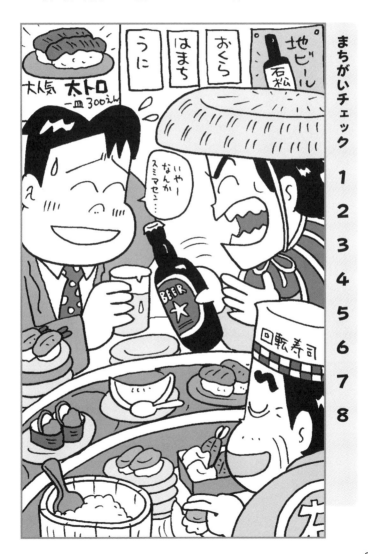

形さがし

活性化される脳の部位
前頭葉、頭頂葉

強化される能力
空間認知力、空間操作力

120
日目

目標
2分 **00**秒

学習日

　　　　　　　　月　　　　　　　日

かかった時間

　　　　　　　　分　　　　　　　秒

この問題の答えは **385** ページ

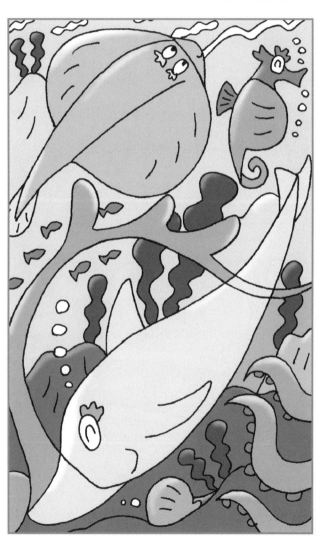

海の中で形さがし

右上の図形と同じ形が、2枚の絵の中に8つ隠れています。大きさはさまざまですし、絵柄の中に隠れていることも、いくつかの絵柄が組み合わさっていることもあります。

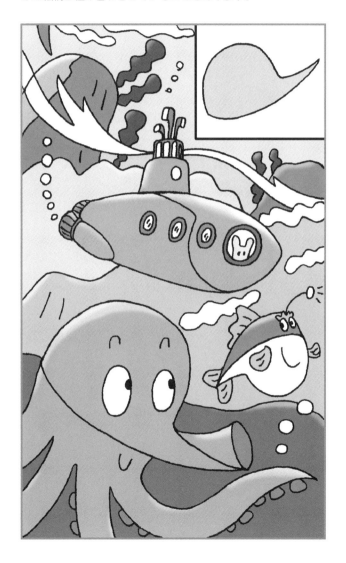

まちがいさがし

活性化される脳の部位
頭頂葉、前頭葉

強化される能力
注意力

学習日
月　　　日
かかった時間
分　　　秒
この問題の答えは 385 ページ

まちがい **8**こ

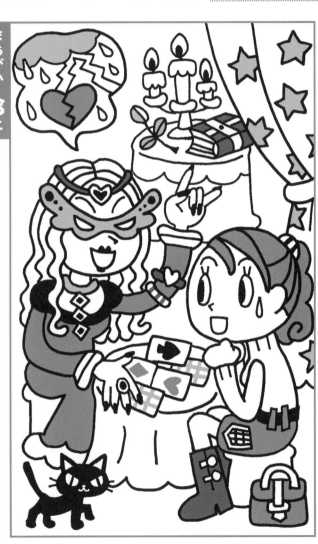

当たるも八卦

当たると評判の占い師のもとへ。占ってもらいたいことはただ1つ、彼とうまくいくかどうかだけ。

　2枚の絵を見比べて、違っているところを探してください。

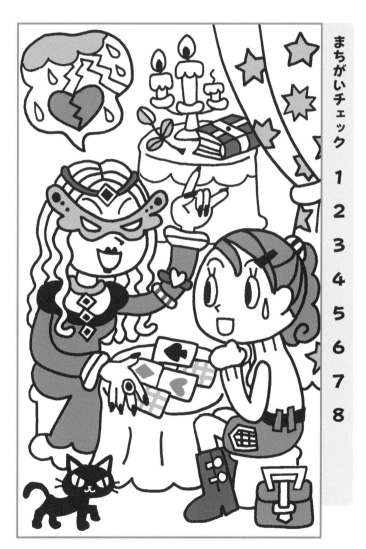

まちがいチェック

1 2 3 4 5 6 7 8

まちがいさがし

122
日目

目標
7分 00秒

活性化される脳の部位
頭頂葉、前頭葉
強化される能力
注意力

学習日
　　　　　　月　　　　　　日
かかった時間
　　　　　　分　　　　　　秒
この問題の答えは 385 ページ

まちがい 8こ

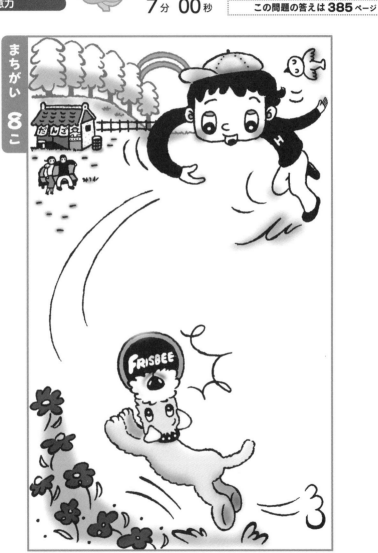

フリスビー犬

飼い主が投げたフリスビーを犬が走って空中キャッチ。絵になりますね。練習させている方もいそうです。

　2枚の絵を見比べて、違っているところを探してください。

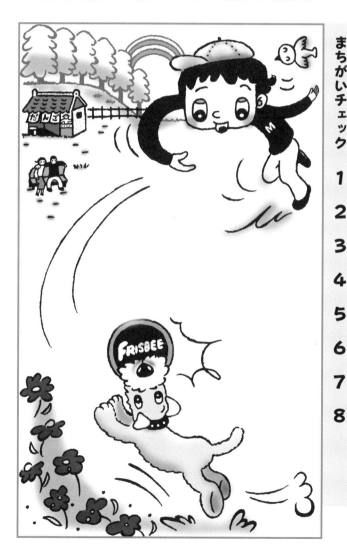

まちがいさがし

123
日目

目標
8分 30秒

活性化される脳の部位
頭頂葉、前頭葉

強化される能力
注意力

まちがい **8**こ

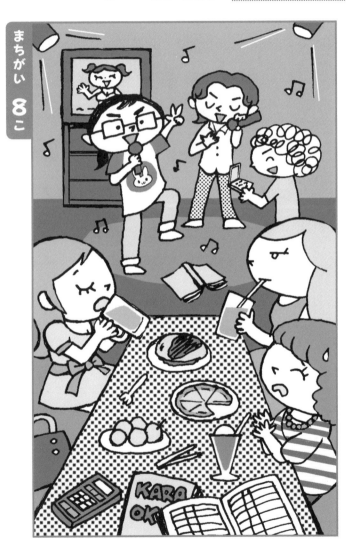

258

楽しんでる？

楽しんでいるのは男の子だけで、女の子のほうはしらけ気味？
どうせなら、みんなで盛り上がりましょうよ。

2枚の絵を見比べて、違っているところを探してください。

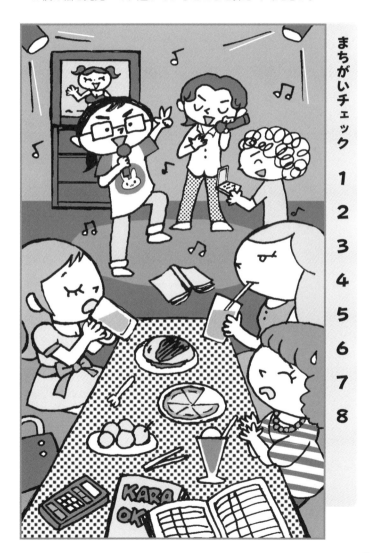

まちがいさがし

124
日目

活性化される脳の部位
頭頂葉、前頭葉
強化される能力
注意力

目標
7分 **30**秒

学習日

　　　　　月　　　　　日

かかった時間

　　　　　分　　　　　秒

この問題の答えは **385** ページ

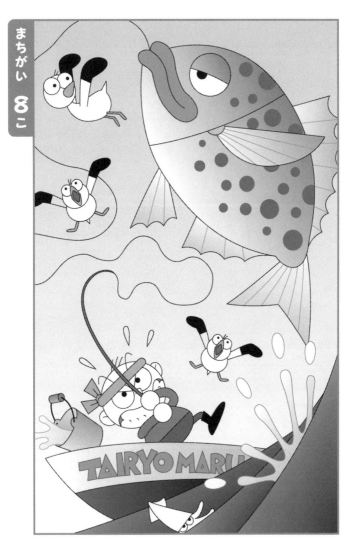

まちがい **8**こ

大物釣り

見るからに大物を釣り上げましたね。でも、この魚の落ち着き払った顔。このまま黙って釣られるはずがありません。

　2枚の絵を見比べて、違っているところを探してください。

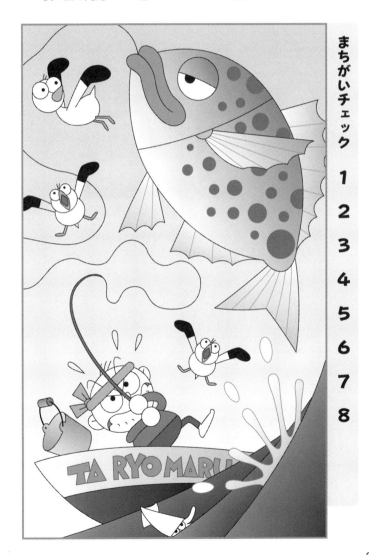

まちがいさがし

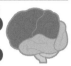

125
日目

活性化される脳の部位
頭頂葉、前頭葉

強化される能力
注意力

目標
5分 **00**秒

学習日
　　　　　月　　　　　日

かかった時間
　　　　　分　　　　　秒

この問題の答えは **385** ページ

まちがい **8** こ

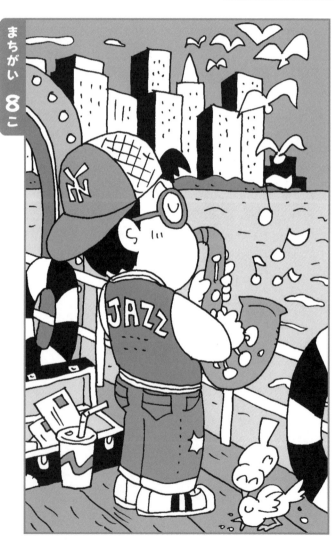

サックスの音色

ニューヨークの船上で、一心にサックスを吹く少年が胸に抱いているのは、アメリカン・ドリームか。

2枚の絵を見比べて、違っているところを探してください。

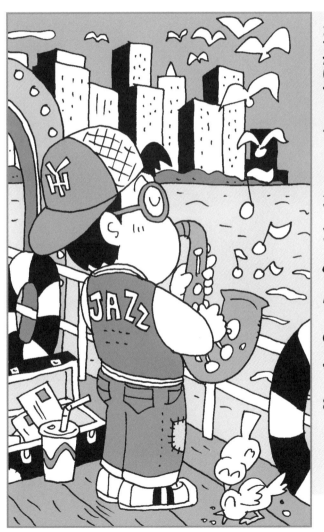

まちがいチェック 1 2 3 4 5 6 7 8

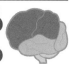

126
日目

活性化される脳の部位
前頭葉、頭頂葉

強化される能力
空間認知力、空間操作力

目標
8分 **00**秒

学習日

月　　　　　日

かかった時間

分　　　　秒

この問題の答えは **385** ページ

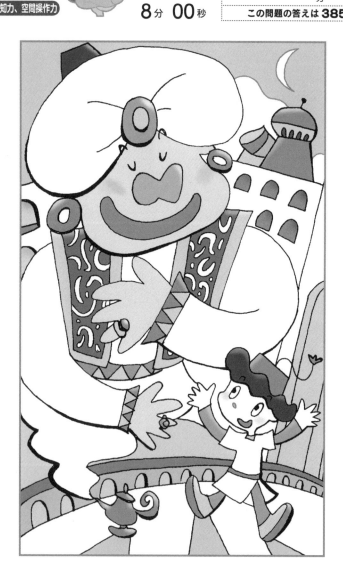

魔法のランプだ！

下のピースをうまく組み合わせると、左の絵ができるのですが、
1つだけ使わないピースが混じっています。

　それはどれでしょうか。ピースは縮小されています。

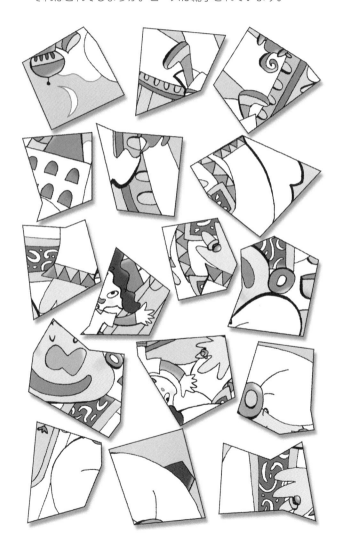

まちがいさがし

127
日目

活性化される脳の部位
頭頂葉、前頭葉

強化される能力
注意力

目標
3分 **30**秒

学習日

　　　　　　　　月　　　　　　　日

かかった時間

　　　　　　　　分　　　　　　秒

この問題の答えは **385** ページ

まちがい **8** こ

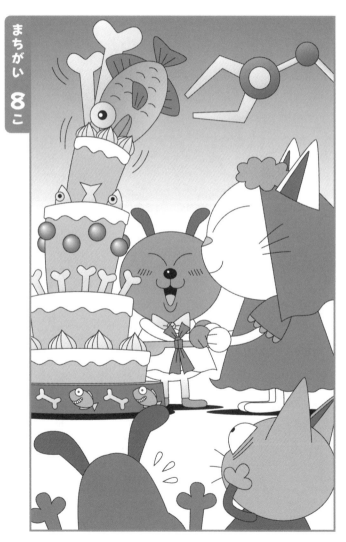

倒れそう !?

二人の大事な共同作業の最中なのに、ケーキがぐらぐらしていませんか。幸せいっぱいの二人は気がついていないようです。

2枚の絵を見比べて、違っているところを探してください。

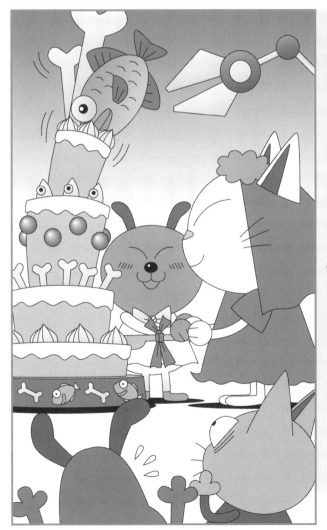

まちがいチェック 1 2 3 4 5 6 7 8

まちがいさがし

128
日目

目標
2分 00秒

活性化される脳の部位
頭頂葉、前頭葉

強化される能力
注意力

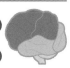

学習日

月　　　　日

かかった時間

分　　　　秒

この問題の答えは 386ページ

まちがい **8**こ

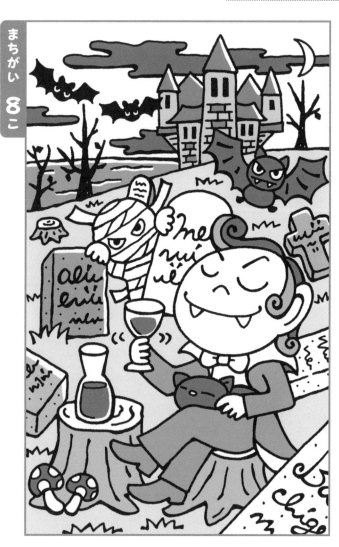

墓場バー

毎晩、墓場でワインを傾けていらっしゃるこの方。墓場で飲むのがいちばん落ち着く、とのこと。そうでしょうね。

2枚の絵を見比べて、違っているところを探してください。

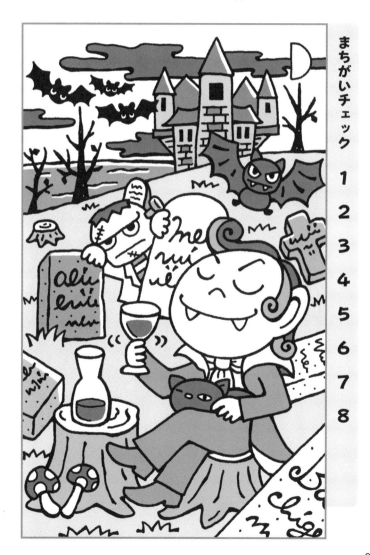

まちがいチェック 1 2 3 4 5 6 7 8

まちがいさがし

129
日目

活性化される脳の部位
頭頂葉、前頭葉

強化される能力
注意力

目標
3分 00秒

学習日

月　　　　　日

かかった時間

分　　　　秒

この問題の答えは **386** ページ

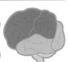

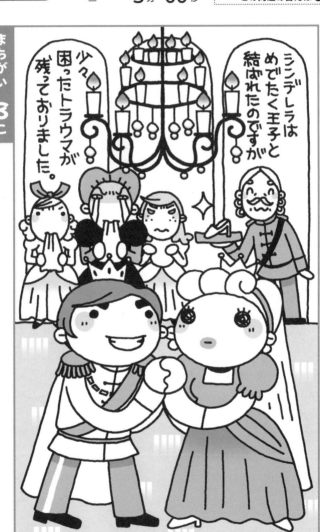

シンデレラの結婚生活①

①から④の４枚でストーリーになっています。まずは、シンデレラと王子が結ばれるシーンから。

　２枚の絵を見比べて、違っているところを探してください。

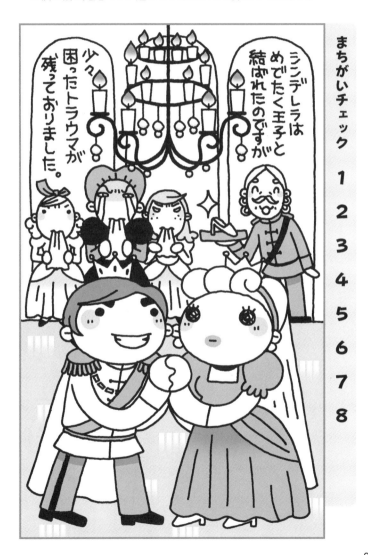

まちがいさがし

活性化される脳の部位
頭頂葉、前頭葉
強化される能力
注意力

130
日目

目標
4分 30秒

学習日
月　　　日
かかった時間
分　　　秒
この問題の答えは 386 ページ

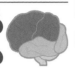

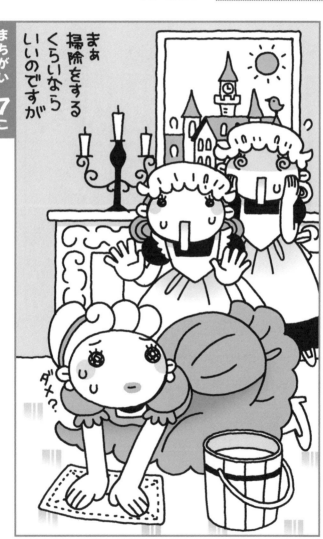

シンデレラの結婚生活②

継母とお姉さんたちと暮らしていた頃の習慣が染みついて、なかなか抜けないようです。

2枚の絵を見比べて、違っているところを探してください。

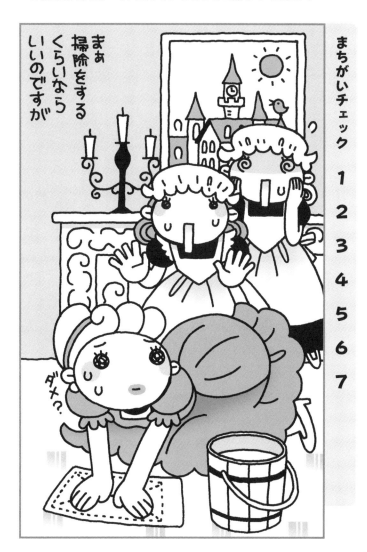

まちがいさがし

131 日目

活性化される脳の部位
頭頂葉、前頭葉

強化される能力
注意力

目標
4分 30秒

学習日　　　月　　　日
かかった時間　　　分　　　秒

この問題の答えは 386 ページ

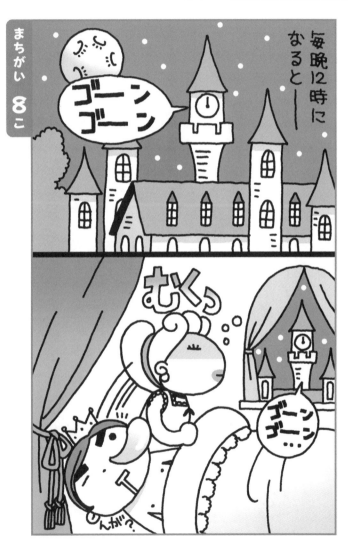

シンデレラの結婚生活③

12時の鐘がなると、なぜか起き上がったシンデレラ。いったい、何があったのでしょうか。

　2枚の絵を見比べて、違っているところを探してください。

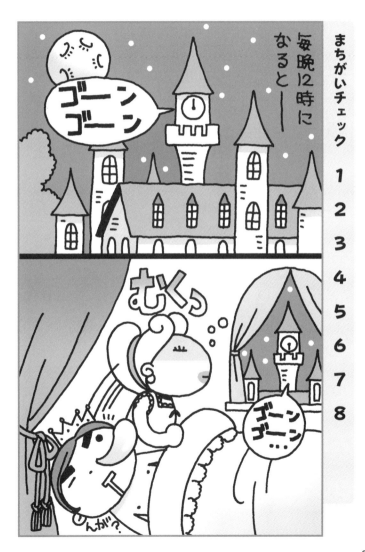

まちがいさがし

132
日目

活性化される脳の部位
頭頂葉、前頭葉

強化される能力
注意力

目標
6分 00秒

学習日
月　　　　日

かかった時間
分　　　　秒

この問題の答えは **386** ページ

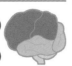

まちがい
8こ

シンデレラの結婚生活④

魔法使いのおばあさんにかけられた魔法が、相当強力だったのでしょう。後遺症が残ってしまいました。

　２枚の絵を見比べて、違っているところを探してください。

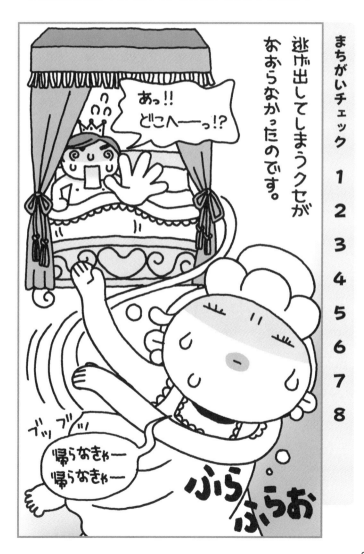

活性化される脳の部位
前頭葉、頭頂葉
強化される能力
空間認知力、空間操作力

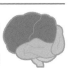

学習日　　　　月　　　　日
かかった時間　　　　分　　　秒

目標
2分 00秒

この問題の答えは 386 ページ

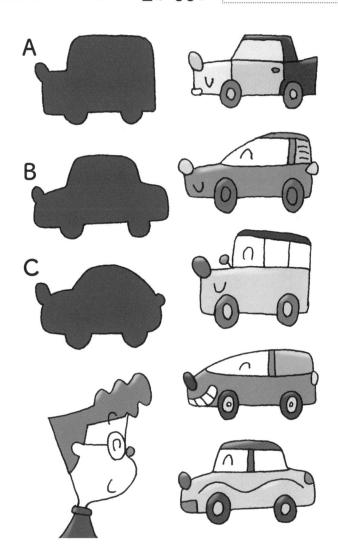

賢い車選び

いろいろな車が並んでいます。この中に、AからCのシルエットと同じ形をした車が1台ずつあります。それぞれ、どの車でしょうか。似ている形に惑わされずに、探してください。

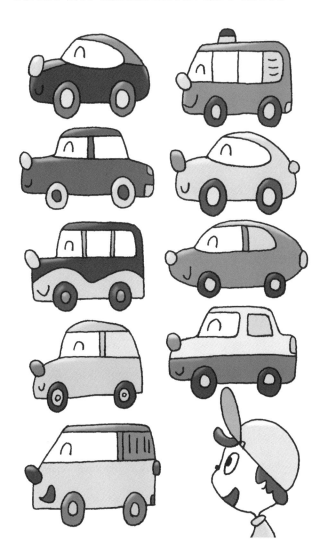

まちがいさがし

134
日目

目標
5分 **00**秒

活性化される脳の部位
頭頂葉、前頭葉

強化される能力
注意力

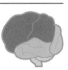

まちがい **8**こ

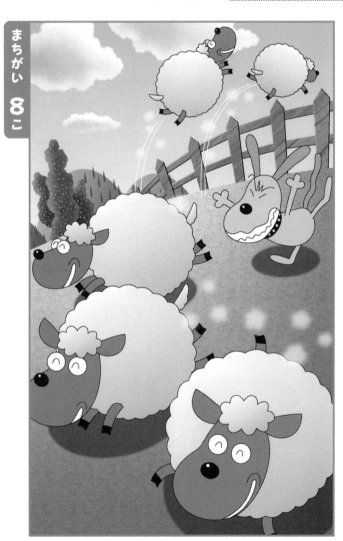

羊の逃走

あらあら、羊が大脱走。どこへ行くのでしょう。それとも、ただ、犬と遊びたいだけかもしれませんね。

2枚の絵を見比べて、違っているところを探してください。

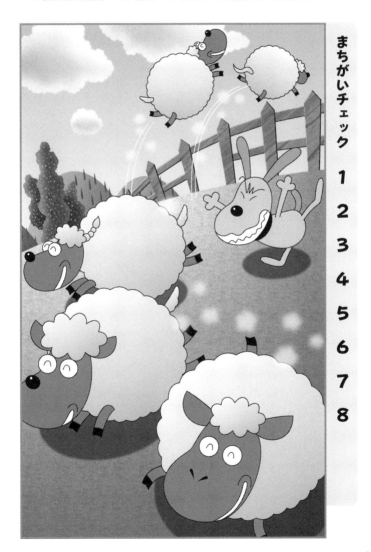

まちがいチェック

1
2
3
4
5
6
7
8

281

まちがいさがし

活性化される脳の部位
頭頂葉、前頭葉

強化される能力
注意力

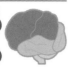

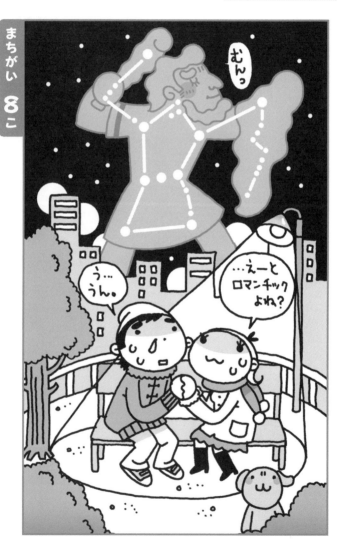

輝く星座

満天の星のもと、ロマンチックなデートのはずが、二人を邪魔
しようとしている人がすぐ上に。

　2枚の絵を見比べて、違っているところを探してください。

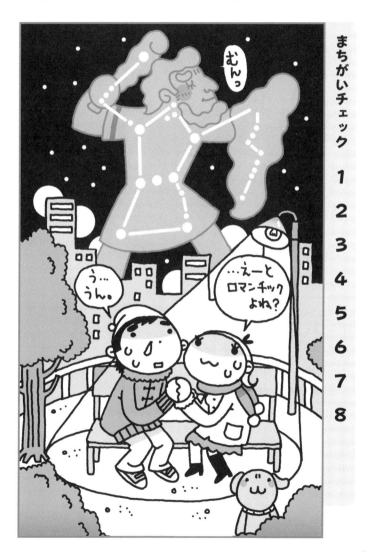

まちがいさがし

活性化される脳の部位
頭頂葉、前頭葉
強化される能力
注意力

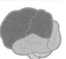

まちがい **8**こ

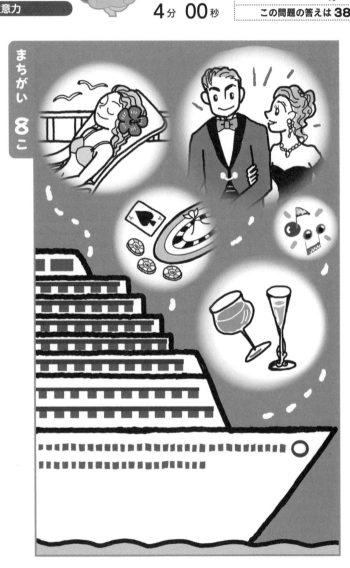

豪華客船の旅

ゆったりとした客室で見るサンセットやフルコースのディナー。
豪華客船の旅は、非日常を味わう旅でしょうか。
　2枚の絵を見比べて、違っているところを探してください。

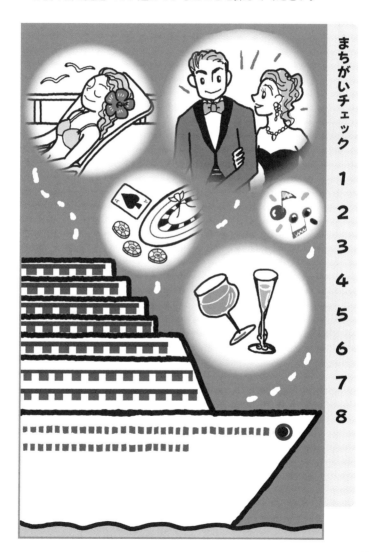

まちがいチェック

1
2
3
4
5
6
7
8

まちがいさがし

137
日目

活性化される脳の部位
頭頂葉、前頭葉

強化される能力
注意力

目標
3分 00秒

学習日

月　　　日

かかった時間

分　　　秒

この問題の答えは **386** ページ

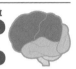

まちがい **8**こ

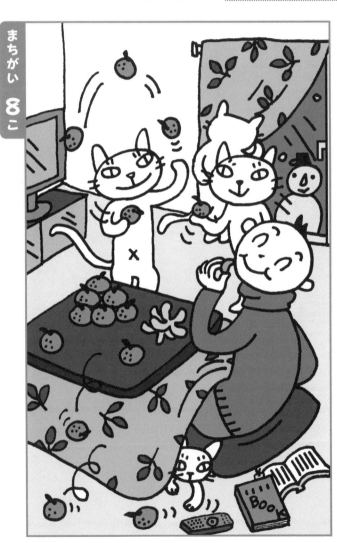

猫とこたつとミカン

こたつでぬくぬくするのは、猫も人間も冬の特権。それにミカンがあれば言うことなし。

2枚の絵を見比べて、違っているところを探してください。

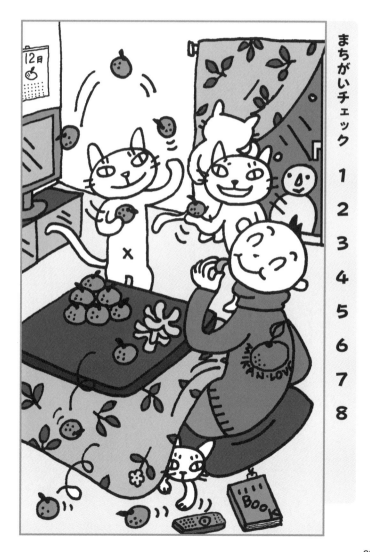

まちがいチェック 1 2 3 4 5 6 7 8

まちがいさがし

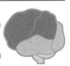

活性化される脳の部位
頭頂葉、前頭葉

強化される能力
注意力

学習日
　　　　　月　　　　　日

かかった時間
　　　　　分　　　　　秒

この問題の答えは **386** ページ

まちがい **8** こ

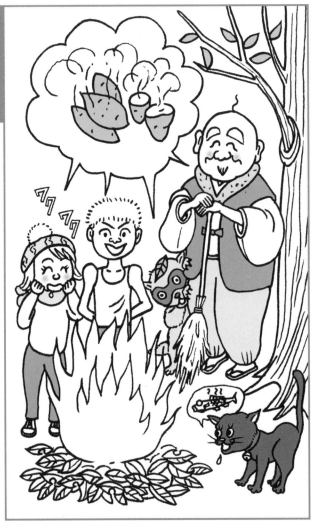

288

焼きイモ焼けた

都会ではままなりませんが、焚き火で焼いたホクホクのサツマイモは、まさに秋の味覚ですね。

　2枚の絵を見比べて、違っているところを探してください。

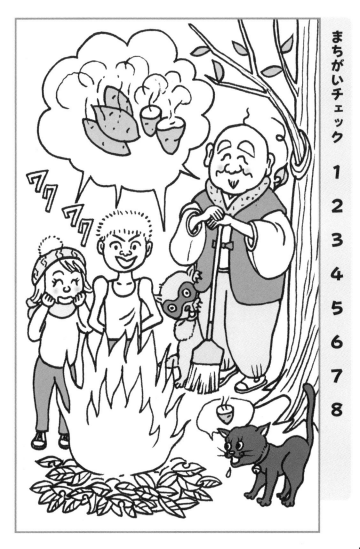

まちがいチェック　1　2　3　4　5　6　7　8

ないものさがし

活性化される脳の部位
頭頂葉、前頭葉

強化される能力
注意力

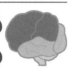

学習日
　　　　　　　月　　　　　　日

かかった時間
　　　　　　　分　　　　　秒

この問題の答えは **387** ページ

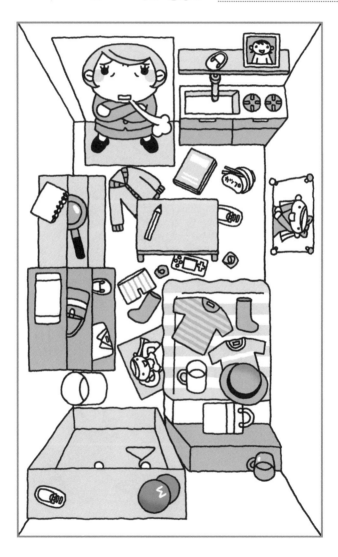

母が持ち帰ったもの

息子の部屋を見てため息をつく母親。我慢できなくて、掃除したようです。ただ、間違えて持ち帰ってしまったものが1つ。2枚の絵を見比べて、なくなっているもの1つを探してください。

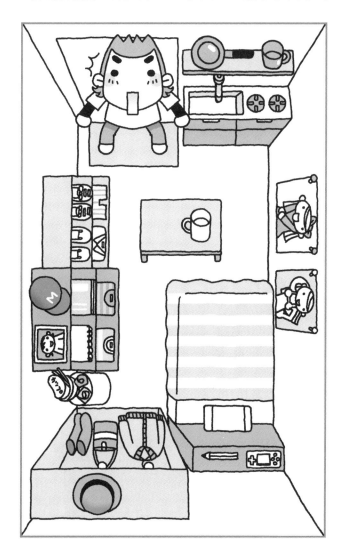

まちがいさがし

140
日目

活性化される脳の部位
頭頂葉、前頭葉
強化される能力
注意力

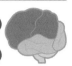

目標
6分 **00**秒

学習日

　　　　　月　　　　　日

かかった時間

　　　　　分　　　　　秒

この問題の答えは 387 ページ

まちがい **8** こ

Are you going 🗨 fly to America ?

個人レッスン

コーヒーショップで、英会話のプライベートレッスン。話しているのは、先生のほうだけのよう。

　2枚の絵を見比べて、違っているところを探してください。

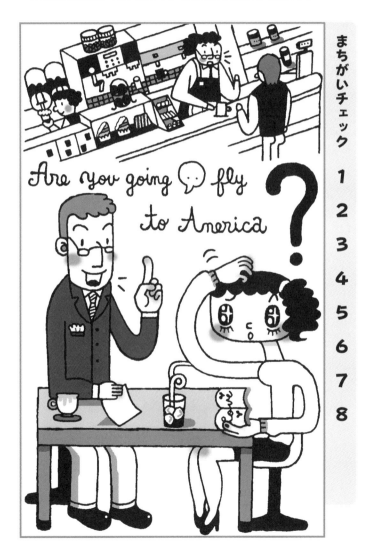

まちがいさがし

活性化される脳の部位
頭頂葉、前頭葉
強化される能力
注意力

学習日

　　　　　　　月　　　　　　日

かかった時間

　　　　　　　分　　　　　秒

この問題の答えは 387 ページ

まちがい **8**こ

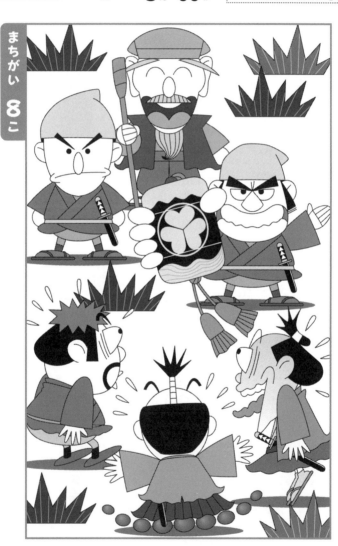

伝家の宝刀

悪人を懲らしめた後に印籠をバーン！　もっと早く見せればいいのに…と思いますが、きっと考えがあってのこと。
　2枚の絵を見比べて、違っているところを探してください。

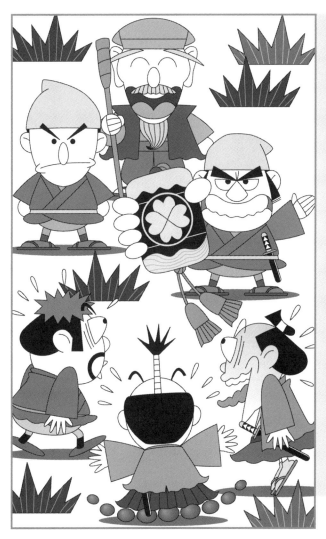

まちがいチェック

1
2
3
4
5
6
7
8

まちがいさがし

142 日目

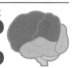

活性化される脳の部位
頭頂葉、前頭葉

強化される能力
注意力

目標
5分 00秒

まちがい **8**こ

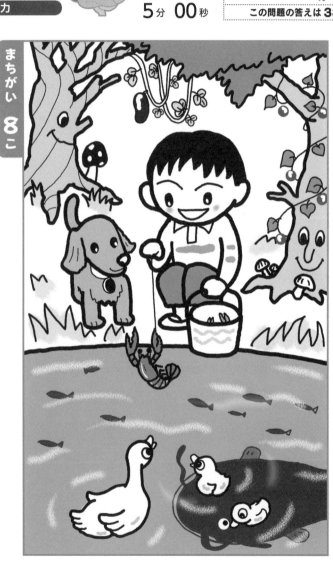

ザリガニ釣り

ザリガニはハサミでつかんだ餌はなかなか離さないので、子どもでも、簡単な道具で釣れるとか。

2枚の絵を見比べて、違っているところを探してください。

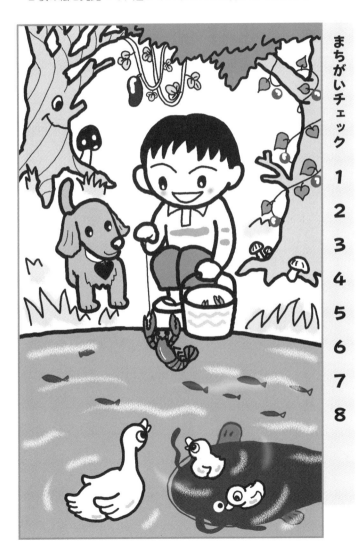

まちがいチェック 1 2 3 4 5 6 7 8

297

まちがいさがし

143
日目

活性化される脳の部位
頭頂葉、前頭葉
強化される能力
注意力

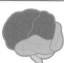

目標
2分 **30**秒

学習日
　　　　月　　　　日
かかった時間
　　　　分　　　　秒
この問題の答えは **387** ページ

まちがい **8**こ

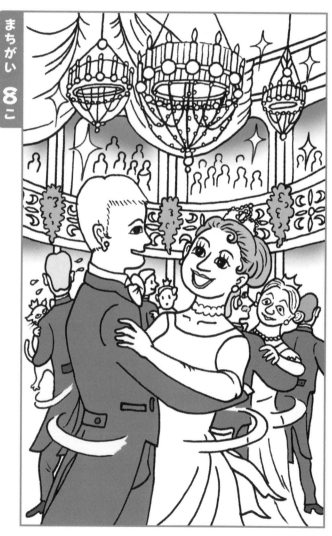

舞踏会

優雅にウインナワルツを踊る、燕尾服の男性とロングドレスの
女性。舞踏会は朝まで続きます。

　2枚の絵を見比べて、違っているところを探してください。

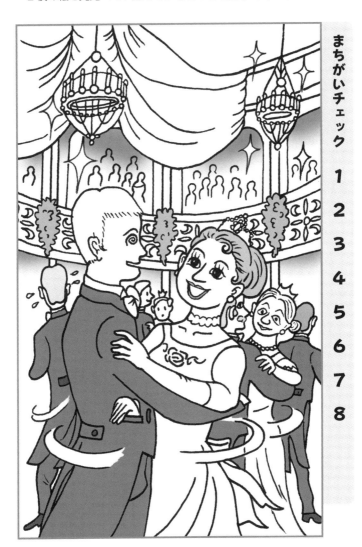

まちがいチェック 1 2 3 4 5 6 7 8

まちがいさがし

144
日目

活性化される脳の部位
頭頂葉、前頭葉

強化される能力
注意力

目標
7分 30秒

学習日

月　　　　　日

かかった時間

分　　　　　秒

この問題の答えは **387** ページ

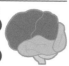

まちがい **8**こ

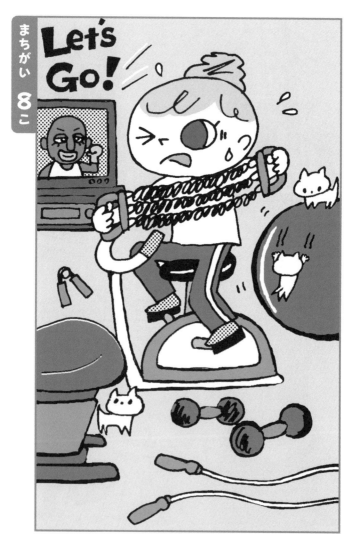

鍛えています

ただやせるんじゃなくて、筋肉を鍛えて健康的にやせて筋肉美を手に入れるのだ。目指せ、美ボディ！

　2枚の絵を見比べて、違っているところを探してください。

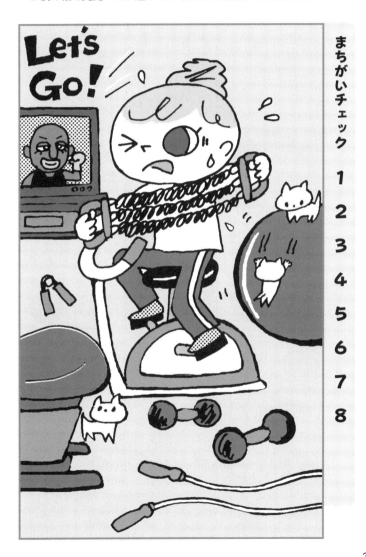

ペアさがし

活性化される脳の部位
頭頂葉、前頭葉

強化される能力
注意力（特に選択的注意）

目標
8分 **00**秒

和風マークでペアさがし

ずらっと並んだ和風のマークの中から、同じマークをペアにして消していくと、最後にペアにならないマークが2つ残ります。
　それは、どれとどれでしょうか。

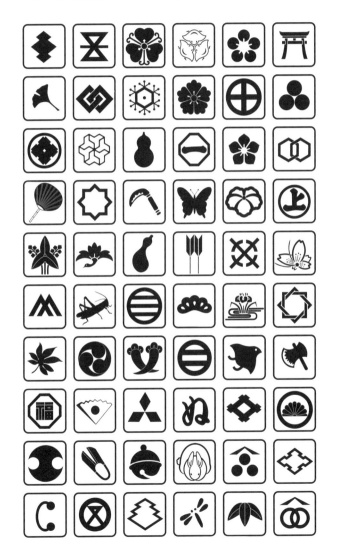

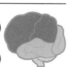

まちがい 8こ

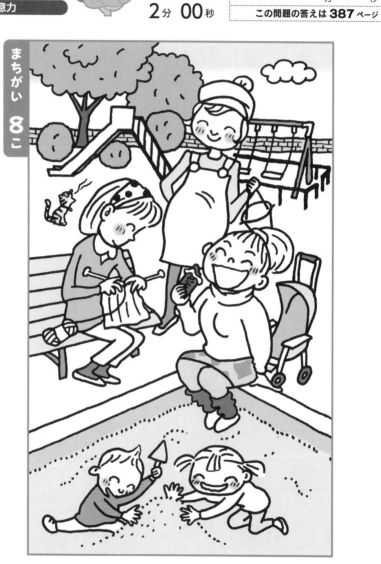

井戸端会議

公園で子どもを遊ばせながら、ママたちが井戸端会議。なかなか終わる気配がありません。

　2枚の絵を見比べて、違っているところを探してください。

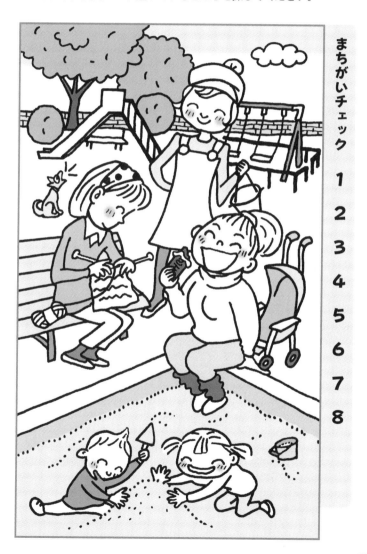

まちがいチェック 1 2 3 4 5 6 7 8

鏡まちがいさがし

活性化される脳の部位
前頭葉、頭頂葉
強化される能力
空間認知力、空間操作力

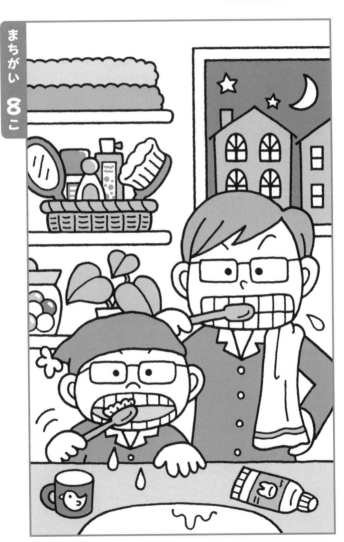

147
日目

目標
5分 00秒

まちがい 8こ

並んで歯磨き

寝る前に親子で歯磨き。右の絵は、左の絵が鏡に映ったもので
すが、鏡に映ったにしてはどこかへんです。

　2枚の絵を見比べて、間違っているところを探してください。

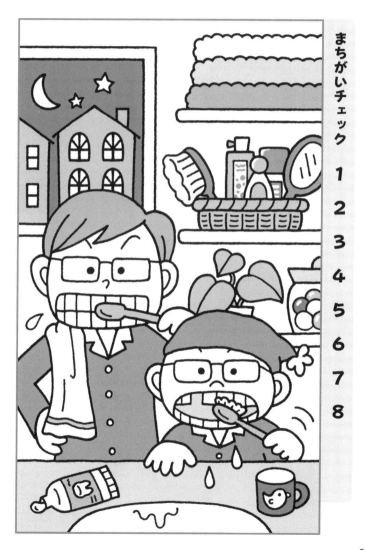

まちがいさがし

活性化される脳の部位
頭頂葉、前頭葉
強化される能力
注意力

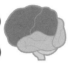

まちがい 8こ

一人前の忍ネコに①

①から④の４枚でストーリーになっています。まずは、修行中の忍者ネコ、忍ネコたちを紹介します。

　２枚の絵を見比べて、違っているところを探してください。

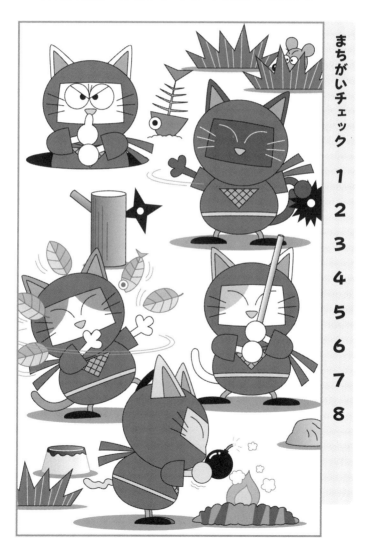

まちがいチェック 1 2 3 4 5 6 7 8

まちがいさがし

149
日目

活性化される脳の部位
頭頂葉、前頭葉
強化される能力
注意力

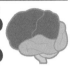

目標
2分 **30**秒

学習日

月　　　日

かかった時間

分　　　秒

この問題の答えは **387** ページ

まちがい **7** こ

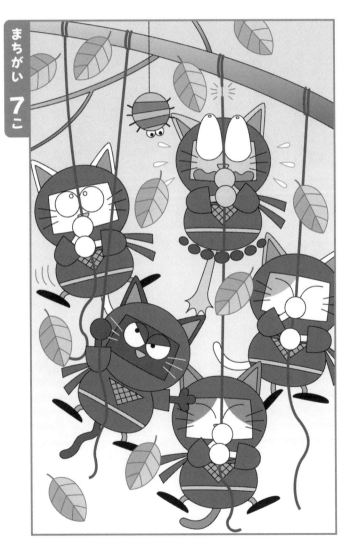

一人前の忍ネコに②

修行は続きます。ちょっとくらいうまくいかなくたって、めげ
ません、一人前の忍ネコになるために。

　２枚の絵を見比べて、違っているところを探してください。

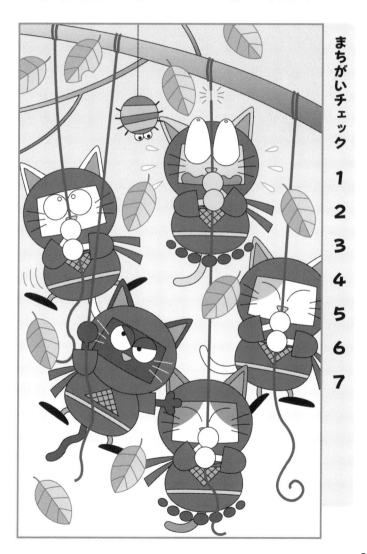

まちがいチェック

1 2 3 4 5 6 7

まちがいさがし

活性化される脳の部位
頭頂葉、前頭葉

強化される能力
注意力

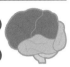

目標
2分 **30**秒

まちがい **7**こ

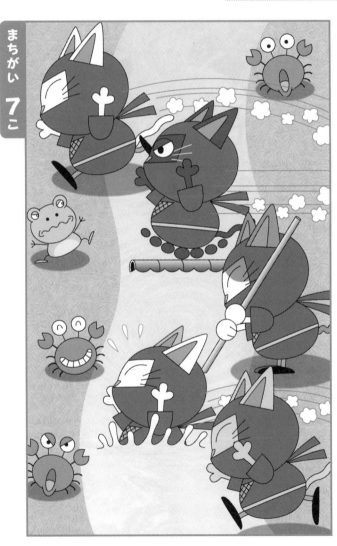

一人前の忍ネコに③

次は水遁の術。まだ、水の上はうまく歩けないけれど、一に修行、
二に修行、三四がなくて、五に修行。

　2枚の絵を見比べて、違っているところを探してください。

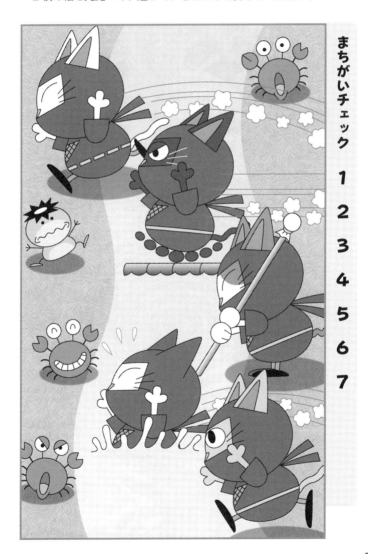

まちがいチェック

1
2
3
4
5
6
7

まちがいさがし

151
日目

活性化される脳の部位
頭頂葉、前頭葉

強化される能力
注意力

目標
5分 **30**秒

まちがい **9** こ

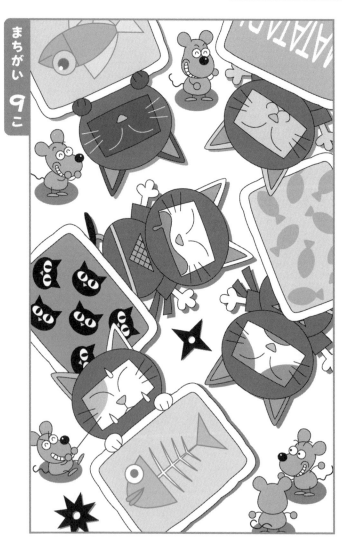

一人前の忍ネコに④

一日の修行が終わるとバタンキュー。食べている時と寝ている時がいちばん幸せな、修行中の忍ネコたちでした。

2枚の絵を見比べて、違っているところを探してください。

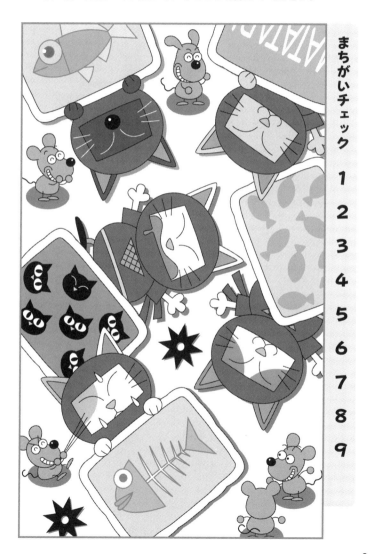

ジグソーパズル

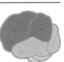

152
日目

活性化される脳の部位
前頭葉、頭頂葉
強化される能力
空間認知力、空間操作力

目標
5分 **00**秒

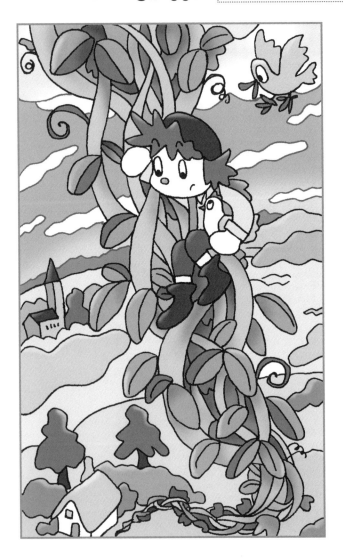

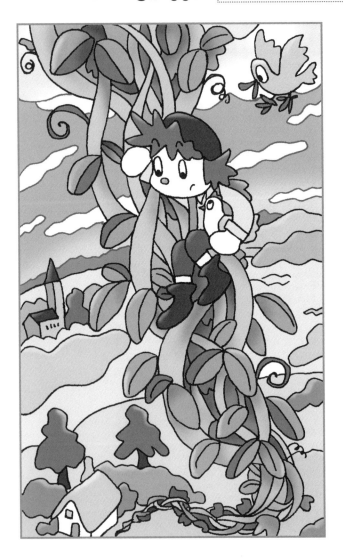

ジャックと豆の木

下のピースをうまく組み合わせると、左の絵ができるのですが、
1つだけ使わないピースが混じっています。
　それはどれでしょうか。ピースは縮小されています。

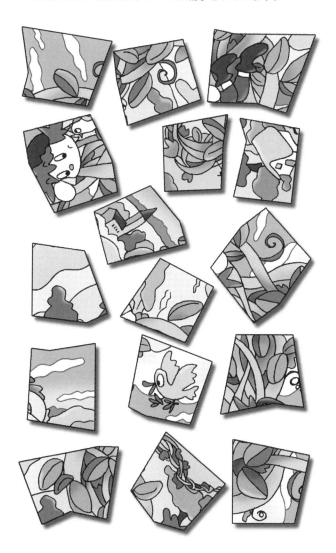

まちがいさがし

153
日目

活性化される脳の部位
頭頂葉、前頭葉

強化される能力
注意力

目標
4分 **30**秒

学習日

　　　　月　　　　日

かかった時間

　　　　分　　　　秒

この問題の答えは **388** ページ

まちがい **8**こ

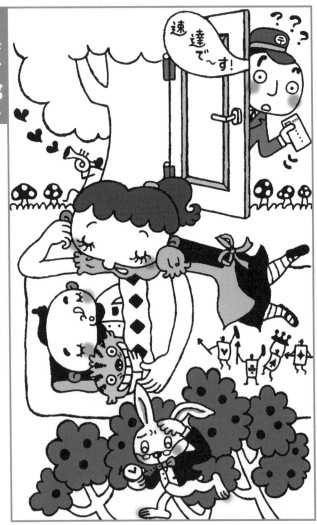

一緒にお昼寝

子どもを寝かしつけているうちに、自分も寝てしまったお母さん。速達にも気づかず、気持ちよさそうです。

　2枚の絵を見比べて、違っているところを探してください。

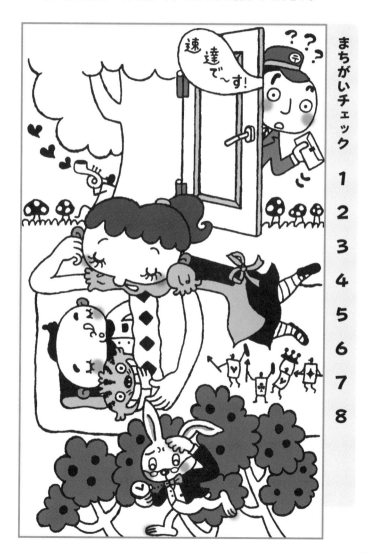

まちがいさがし

154
日目

活性化される脳の部位
頭頂葉、前頭葉
強化される能力
注意力

目標
2分 **30**秒

学習日
　　　　　　月　　　　　　日
かかった時間
　　　　　　分　　　　　秒
この問題の答えは **388** ページ

まちがい **8**こ

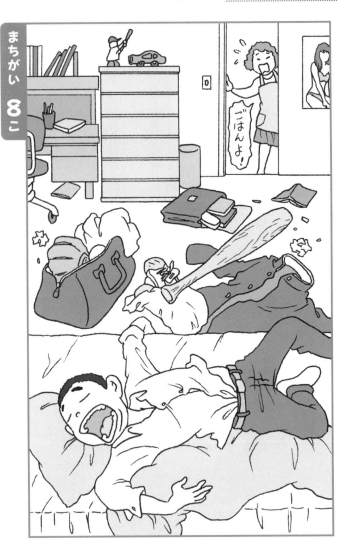

疲れてるのね

食事もせず、お風呂にも入らず寝ちゃうなんて、よっぽど疲れているのでしょう。寝かせてあげましょう。

　2枚の絵を見比べて、違っているところを探してください。

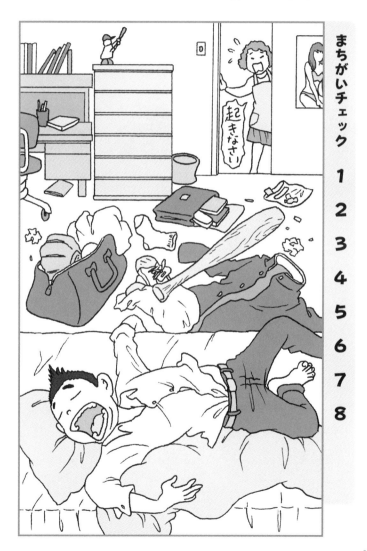

まちがいチェック

1
2
3
4
5
6
7
8

まちがいさがし

155
日目

目標
3分 00秒

活性化される脳の部位
頭頂葉、前頭葉
強化される能力
注意力

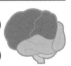

学習日

月　　　　日

かかった時間

分　　　秒

この問題の答えは 388 ページ

まちがい 8こ

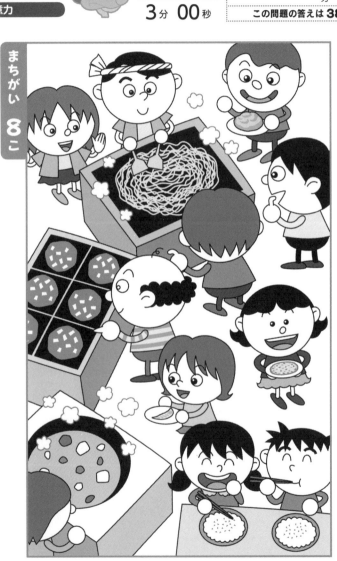

屋台飯

安くておいしい屋台のメニュー。たこ焼きや焼きそばは定番ですが、全国にはご当地だけの屋台もあるのだとか。

2枚の絵を見比べて、違っているところを探してください。

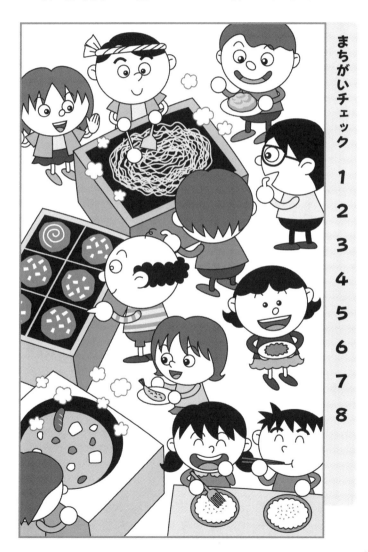

まちがいチェック 1 2 3 4 5 6 7 8

まちがいさがし

156
日目

活性化される脳の部位
頭頂葉、前頭葉

強化される能力
注意力

目標
3分 **30**秒

学習日
　　　　月　　　　日

かかった時間
　　　　分　　　　秒

この問題の答えは **388** ページ

まちがい **8**こ

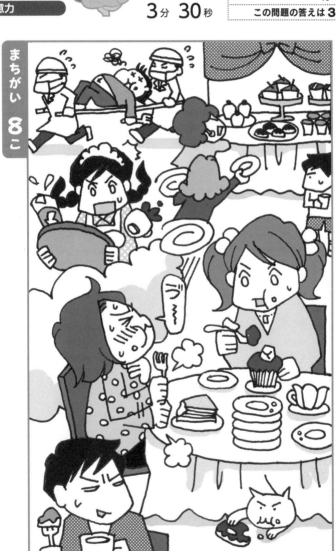

スイーツビュッフェ

頑張った自分へのご褒美に、思い切ってスイーツビュッフェは
いかが。1回くらいなら、きっとそんなに太らない…。

　2枚の絵を見比べて、違っているところを探してください。

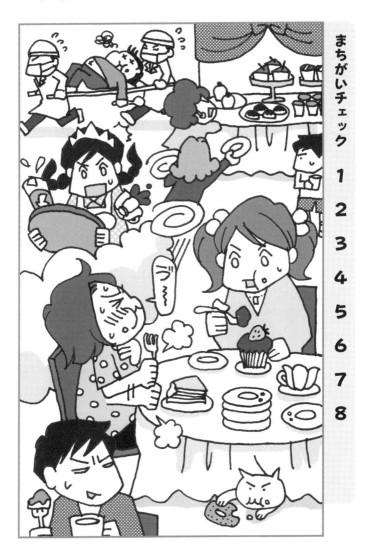

まちがいさがし

157
日目

目標
6分 30秒

活性化される脳の部位
頭頂葉、前頭葉

強化される能力
注意力

まちがい **9** こ

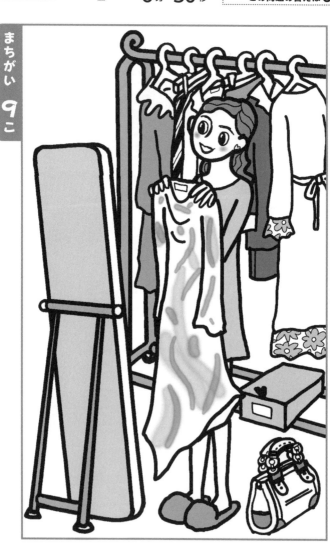

悩み中

さて、何を着ていこうか。いざ選んでみると、「着る服が何もないわ」なんてことも。クローゼットにはたくさんあるのに。

　2枚の絵を見比べて、違っているところを探してください。

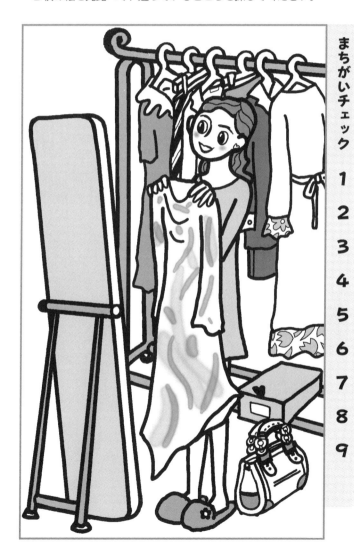

まちがいチェック

1 2 3 4 5 6 7 8 9

まちがいさがし

158
日目

活性化される脳の部位
頭頂葉、前頭葉

強化される能力
注意力

目標
4分 **00**秒

学習日

月　　　　日

かかった時間

分　　　　秒

この問題の答えは **388** ページ

まちがい **9** こ

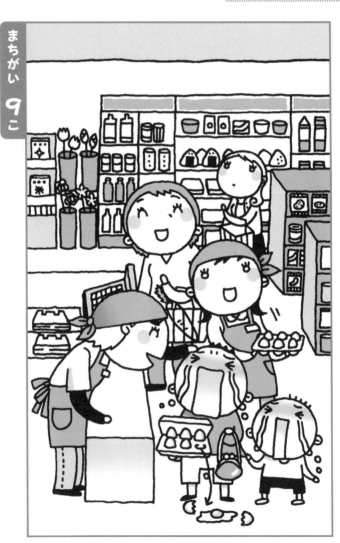

兄弟でおつかい

卵を割ってしまって大泣きの兄弟。そんなに泣かなくても大丈夫。割れた卵の代わりは用意してくれてますよ。

2枚の絵を見比べて、違っているところを探してください。

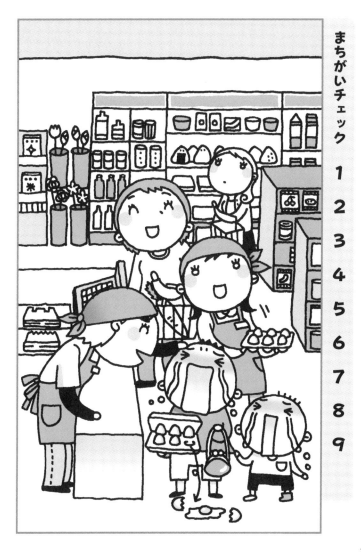

まちがいチェック 1 2 3 4 5 6 7 8 9

順番当て

活性化される脳の部位
側頭頭頂接合部、前頭葉

強化される能力
想像力

目標
3分 **00**秒

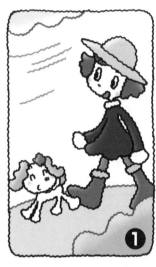

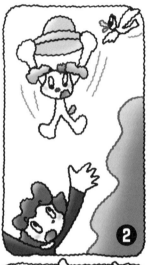

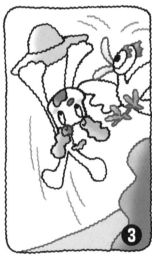

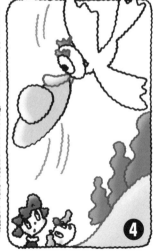

飛ばされた帽子

下にある8枚の絵は、最初の❶と最後の❽以外、順番が違って
います。絵の中の変化を手がかりにして、時間の経過順に正し
く並べてください。

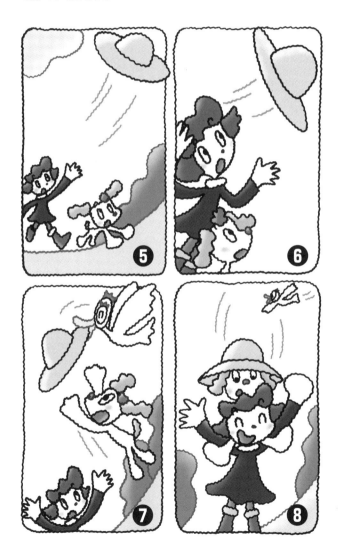

まちがいさがし

160
日目

活性化される脳の部位
頭頂葉、前頭葉
強化される能力
注意力

目標
2分 **00**秒

学習日
月　　　日
かかった時間
分　　　秒
この問題の答えは **388** ページ

まちがい **9** こ

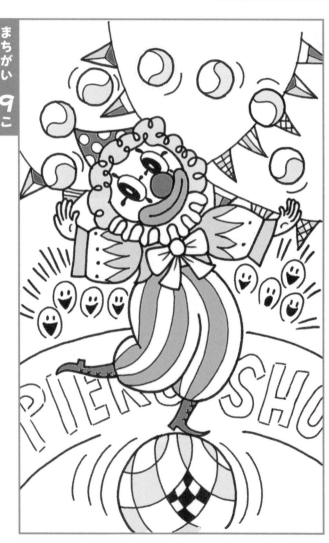

ピエロは人気者

サーカスのショーの合間に、観客に笑いを届けるピエロ。大技が連続する緊張感を忘れ、ほっと一息つけるひと時。

　2枚の絵を見比べて、違っているところを探してください。

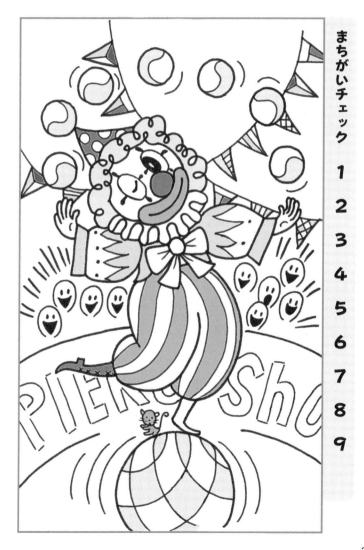

まちがいチェック 1 2 3 4 5 6 7 8 9

まちがいさがし

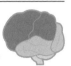

161
日目

目標
3分 **00**秒

活性化される脳の部位
頭頂葉、前頭葉

強化される能力
注意力

まちがい **9** こ

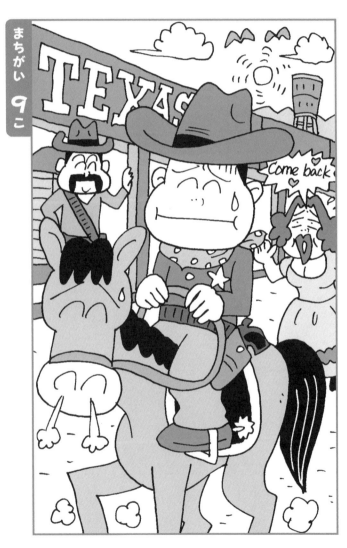

西部の男

流れ者は、戦いが終わったら静かに去るのみ。西部劇の主役、クールなアウトローはつらい。

　2枚の絵を見比べて、違っているところを探してください。

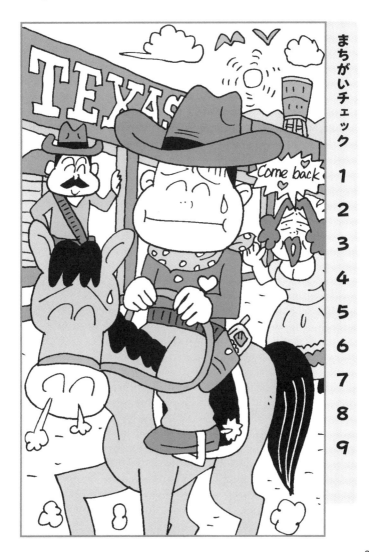

まちがいさがし

162
日目

活性化される脳の部位
頭頂葉、前頭葉
強化される能力
注意力

目標
2分 **30**秒

学習日

月　　日

かかった時間

分　　秒

この問題の答えは **389** ページ

まちがい **9** こ

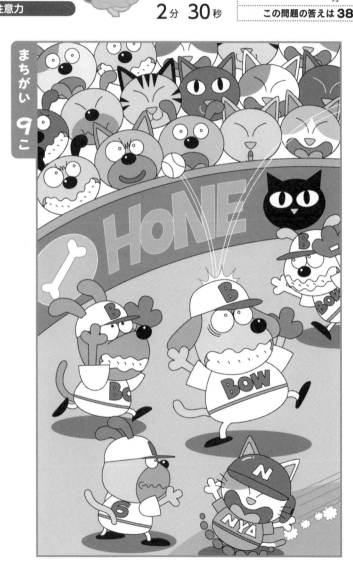

しまった！

犬チームに手痛いエラー。猫チームのランナーはホーム目指して疾走。観客は悲喜こもごも。

　2枚の絵を見比べて、違っているところを探してください。

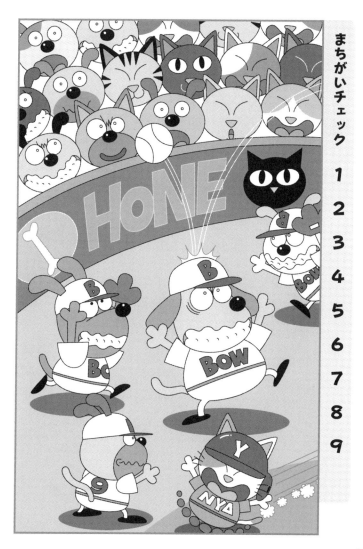

まちがいチェック

1
2
3
4
5
6
7
8
9

まちがいさがし

163
日目

活性化される脳の部位
頭頂葉、前頭葉

強化される能力
注意力

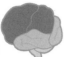

目標
7分 **00**秒

学習日

月　　　日

かかった時間

分　　　秒

この問題の答えは **389** ページ

まちがい **9** こ

DIY のインテリア

市販のものを買うより安いし、オリジナルなものを作れる DIY。
そのうち、家中に DIY のインテリアがあふれそう。
　2 枚の絵を見比べて、違っているところを探してください。

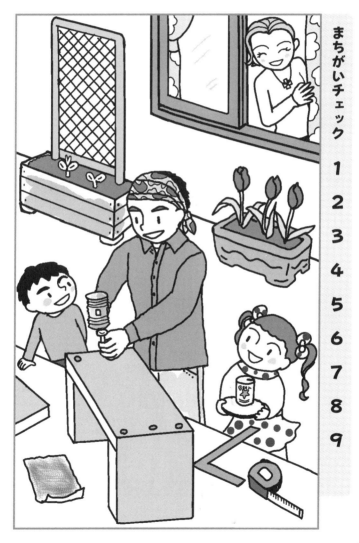

まちがいチェック

1 2 3 4 5 6 7 8 9

まちがいさがし

164
日目

活性化される脳の部位
頭頂葉、前頭葉

強化される能力
注意力

目標
7分 **30**秒

学習日

月 日

かかった時間

分 秒

この問題の答えは **389** ページ

まちがい **9** こ

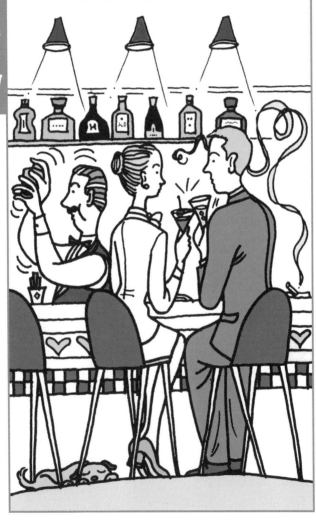

大人の雰囲気

洗練された雰囲気のバーでは、飲み方も大人になりたいもの。
お酒を知り尽くしたマスターとの会話も楽しんで。
　2枚の絵を見比べて、違っているところを探してください。

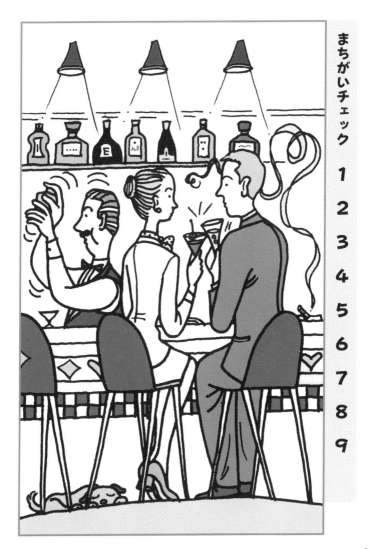

まちがいチェック 1 2 3 4 5 6 7 8 9

点つなぎ

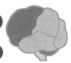

活性化される脳の部位
前頭葉、小脳

強化される能力
注意力、調整力

学習日

月　　　　日

かかった時間

分　　　　秒

この問題の答えは **389** ページ

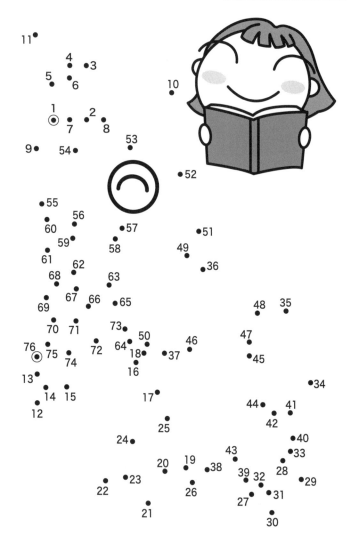

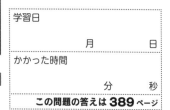

読書中

左の絵は 1 から 76 まで、右の絵は 1 から 87 までの点を番号
順に直線でつないでください。

つなぎ終わると、どんな本を読んでいるのかがわかりますよ。

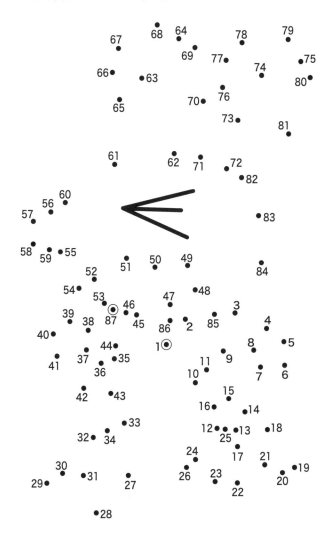

まちがいさがし

166
日目

目標
5分 30秒

活性化される脳の部位
頭頂葉、前頭葉
強化される能力
注意力

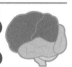

まちがい **9**こ

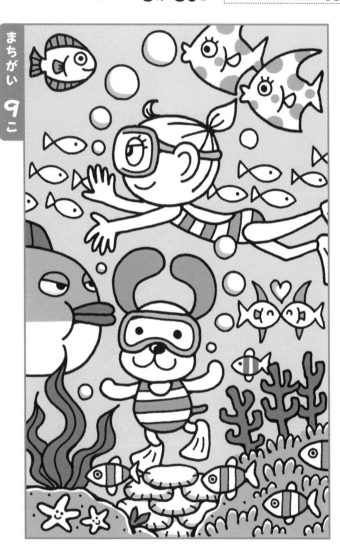

魚と遊ぶ

太陽の光がサンゴ礁や色とりどりの魚たちを照らす水中の世界。
何もかも忘れてリフレッシュできそう。
　2枚の絵を見比べて、違っているところを探してください。

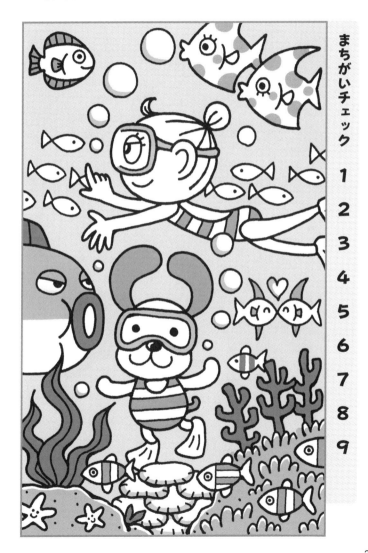

345

まちがいさがし

活性化される脳の部位
頭頂葉、前頭葉

強化される能力
注意力

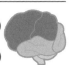

目標
6分 **30**秒

学習日

月　　　日

かかった時間

分　　　秒

この問題の答えは **389** ページ

まちがい **9** こ

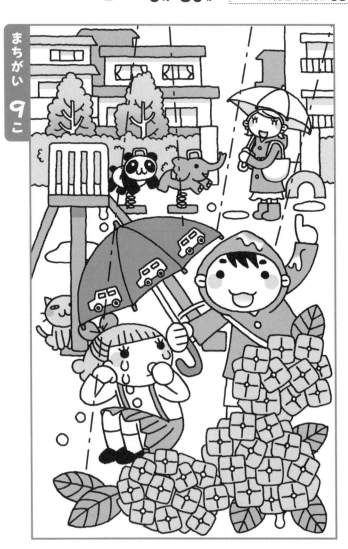

雨の奇跡①

①から④の 4 枚でストーリーになっています。まずは、二人の出会いから。泣いている女の子に傘を差し出す男の子。

2 枚の絵を見比べて、違っているところを探してください。

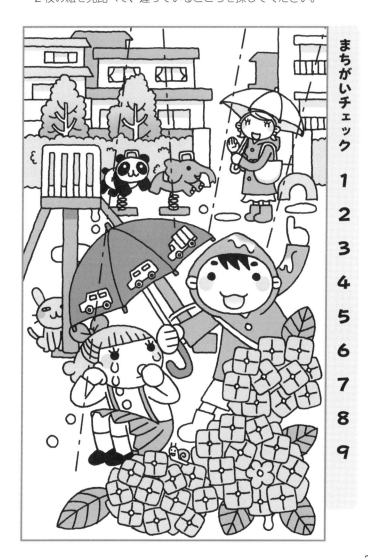

まちがいチェック 1 2 3 4 5 6 7 8 9

まちがいさがし

活性化される脳の部位
頭頂葉、前頭葉

強化される能力
注意力

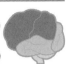

まちがい **9**こ

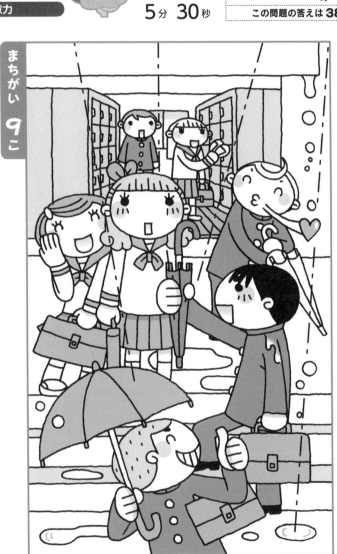

雨の奇跡②

そして、中学校。雨で困っている女の子に、自分は濡れながら傘を差し出す男の子。あの時の男の子ですね。

2枚の絵を見比べて、違っているところを探してください。

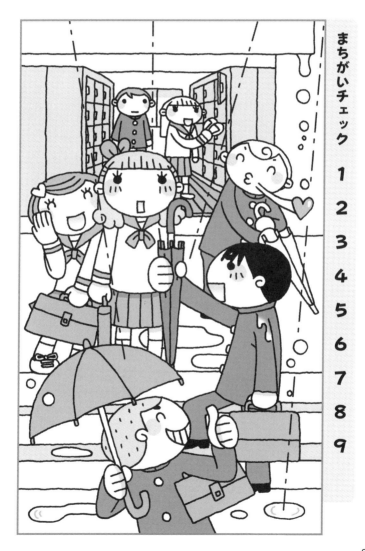

まちがいチェック 1 2 3 4 5 6 7 8 9

まちがいさがし

活性化される脳の部位
頭頂葉、前頭葉

強化される能力
注意力

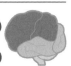

学習日

月　　　　日

かかった時間

分　　　　秒

この問題の答えは **389** ページ

まちがい **8** こ

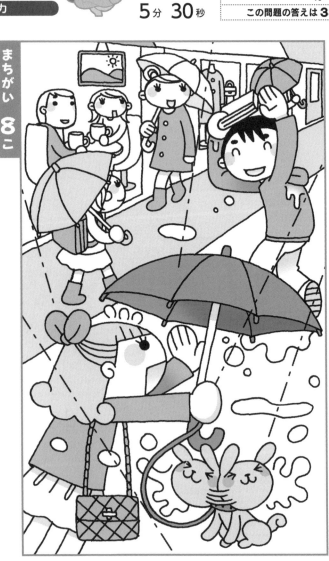

雨の奇跡③

今度は、傘を持っていないのは男の子。傘を貸そうとする女の子に、「大丈夫だから」とさわやかな笑顔を残します。

2枚の絵を見比べて、違っているところを探してください。

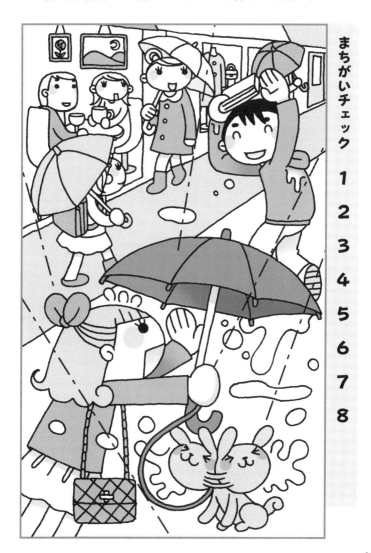

まちがいチェック

1
2
3
4
5
6
7
8

まちがいさがし

170
日目

活性化される脳の部位
頭頂葉、前頭葉

強化される能力
注意力

目標
3分**30**秒

学習日

月　　　　　日

かかった時間

分　　　　秒

この問題の答えは **389** ページ

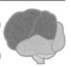

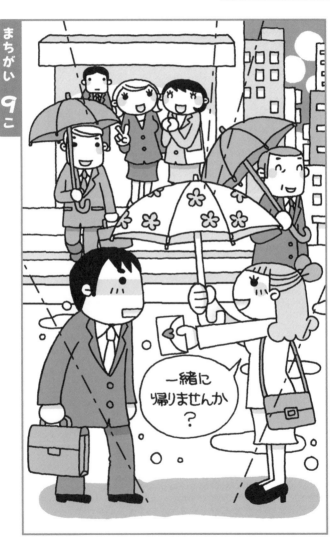

雨の奇跡④

あれから数年後。また、突然の雨が二人を結びつけます。勇気を出した女の子。もちろん、男の子の返事はイエス！ですよね。

2枚の絵を見比べて、違っているところを探してください。

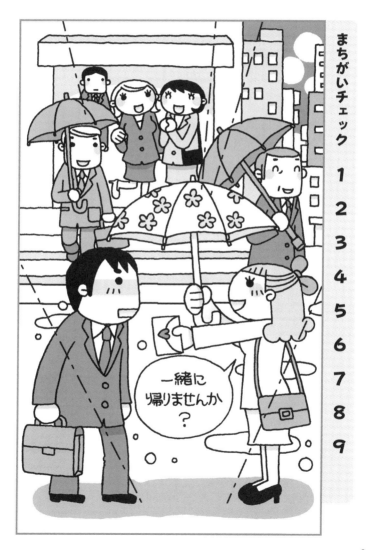

ワープ迷路

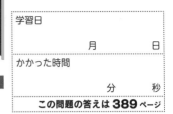

活性化される脳の部位
前頭葉、頭頂葉

強化される能力
空間認知力、空間操作力

目標
8分 00秒

学習日
　　　　月　　　　日
かかった時間
　　　　分　　　秒
この問題の答えは 389 ページ

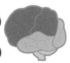

↓ ゴール

同じマークへ Go!

マークがある場所にきたら、もう1つある同じマークに飛んで
（ワープ）、また進んでいく迷路です。右上からスタートして、
左下のゴールまで、ワープしながらたどり着いてください。

スタート ⬇

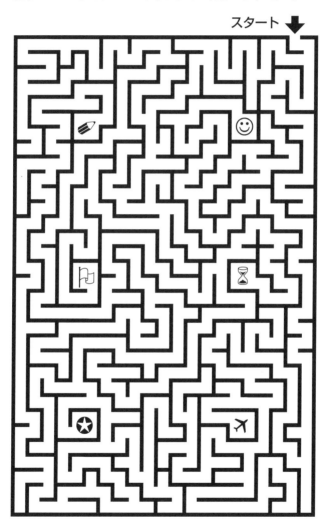

まちがいさがし

172
日目

活性化される脳の部位
頭頂葉、前頭葉

強化される能力
注意力

目標
4分 00秒

学習日

月　　　　日

かかった時間

分　　　秒

この問題の答えは **390** ページ

まちがい **9** こ

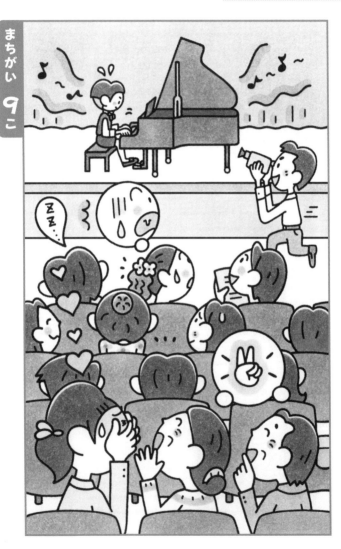

ピアノの発表会

舞台に立って演奏するのは子どもなのに、なぜか親のほうがドキドキ、ハラハラ。終わるまで落ち着きませんね。

2枚の絵を見比べて、違っているところを探してください。

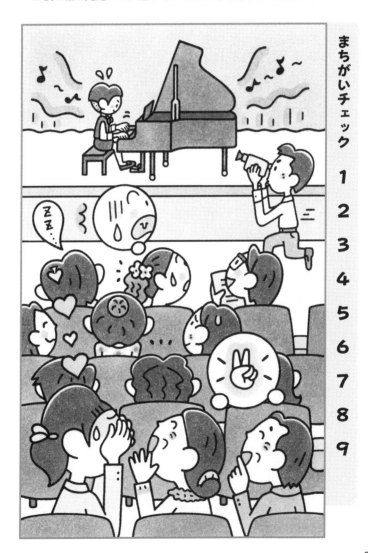

まちがいチェック

1　2　3　4　5　6　7　8　9

まちがいさがし

173
日目

活性化される脳の部位
頭頂葉、前頭葉
強化される能力
注意力

目標
4分 **30**秒

学習日

　　　　　月　　　　　日

かかった時間

　　　　　分　　　　　秒

この問題の答えは **390** ページ

まちがい **9** こ

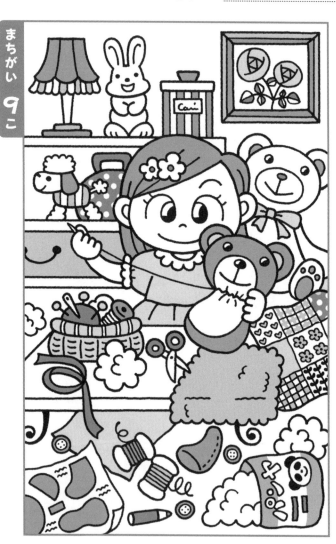

手作りのぬいぐるみ

ぬいぐるみ作りが趣味の女の子。部屋にあるぬいぐるみは、みんな自分で作ったんですって。

2枚の絵を見比べて、違っているところを探してください。

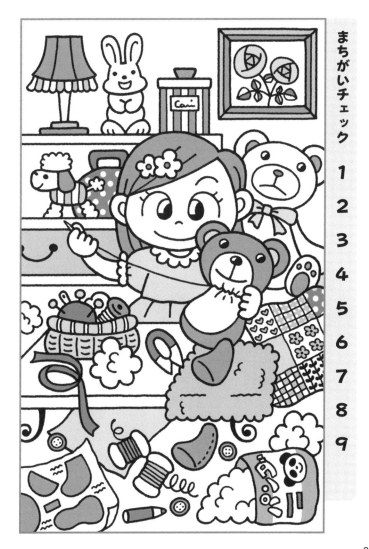

まちがいさがし

日目

活性化される脳の部位
頭頂葉、前頭葉
強化される能力
注意力

目標
2分 **30**秒

学習日

月　　　日

かかった時間

分　　　秒

この問題の答えは **390** ページ

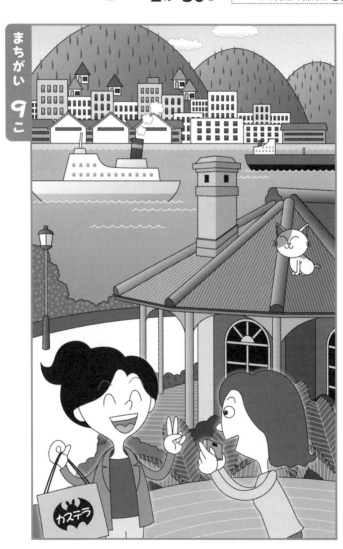

旅の写真

気のおけない友人との旅行は、ちょっと遠出をするだけでも楽しいもの。行った先々で写真を撮りたくなります。

2枚の絵を見比べて、違っているところを探してください。

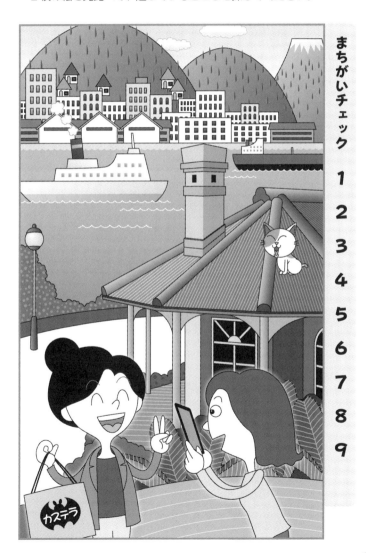

まちがいさがし

175
日目

活性化される脳の部位
頭頂葉、前頭葉

強化される能力
注意力

目標
3分 00秒

学習日
　　　月　　　日
かかった時間
　　　分　　　秒

この問題の答えは 390 ページ

まちがい 9こ

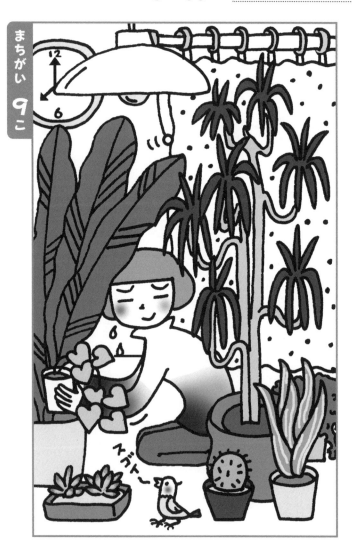

園芸名人

いつのまにか、部屋を占領している鉢植えたち。ただお水をやっていただけなのに、こんなに育ったんだとか。

　2枚の絵を見比べて、違っているところを探してください。

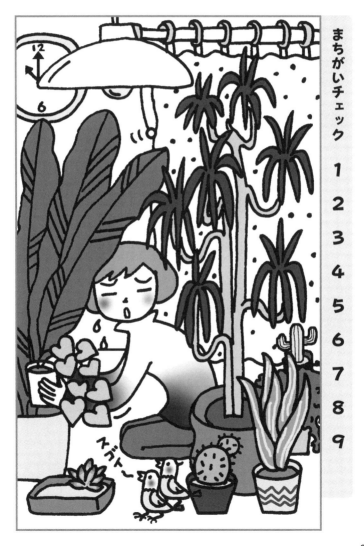

まちがいチェック 1 2 3 4 5 6 7 8 9

まちがいさがし

176
日目

目標
6分 30秒

活性化される脳の部位
頭頂葉、前頭葉

強化される能力
注意力

学習日
月　　　日
かかった時間
分　　　秒
この問題の答えは **390** ページ

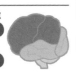

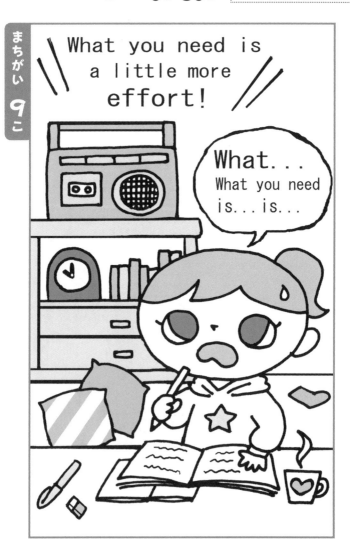

お金をかけずに

お金をかけずに英語がペラペラになりたいと、ラジオで勉強中。
継続は力なり、で頑張ってほしいもの。
　２枚の絵を見比べて、違っているところを探してください。

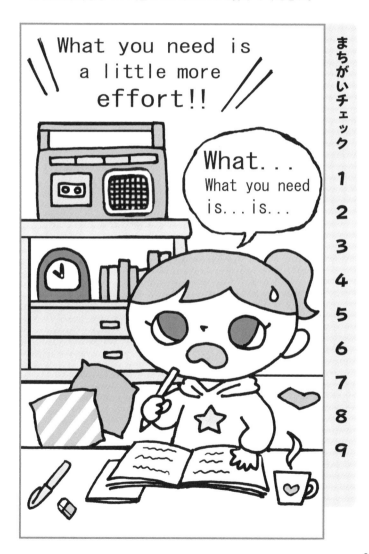

さがしもの

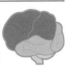

177

日目

活性化される脳の部位
前頭葉、頭頂葉
強化される能力
空間的ワーキングメモリ

目標
5分 **00**秒

学習日

月　　　　日

かかった時間

分　　　秒

この問題の答えは390ページ

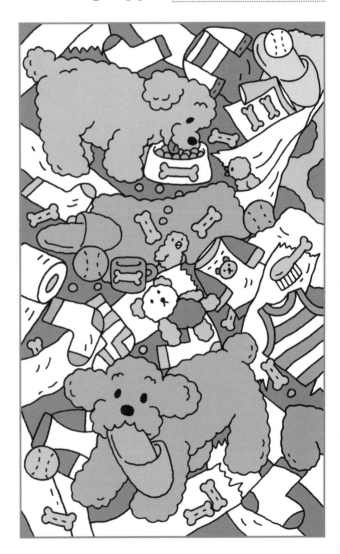

ハチャメチャの部屋で

2枚の絵の中から、次のものを指定の数だけ見つけてください。

・スリッパ4こ　　・靴下10こ
・ボール8こ　　　・クマのぬいぐるみ6こ

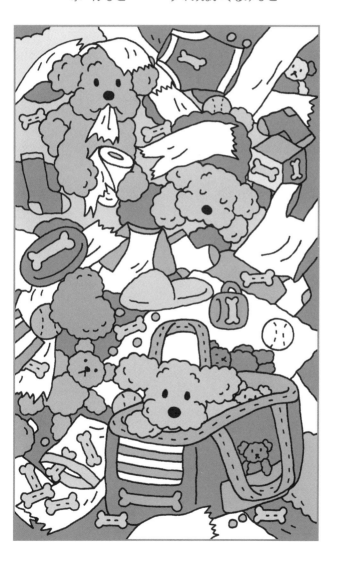

まちがいさがし

178
日目

活性化される脳の部位
頭頂葉、前頭葉

強化される能力
注意力

目標
4分 **00**秒

学習日

　　　　　月　　　　　日

かかった時間

　　　　　分　　　　　秒

この問題の答えは **390** ページ

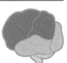

まちがい **9** こ

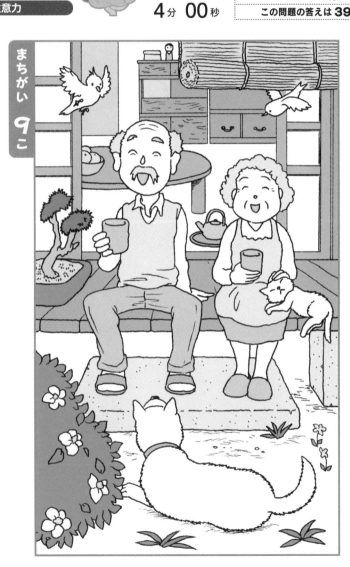

縁側で日向ぼっこ

天気のいい暖かな日に、縁側で日向ぼっこしながら、お茶を一杯。
こんな何気ないことに幸せを感じることもあります。
　2枚の絵を見比べて、違っているところを探してください。

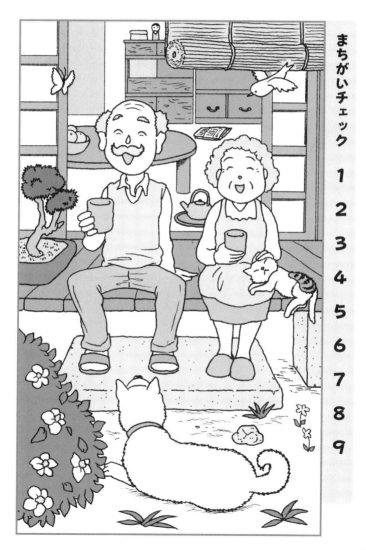

まちがいチェック

1
2
3
4
5
6
7
8
9

まちがいさがし

179
日目

活性化される脳の部位
頭頂葉、前頭葉

強化される能力
注意力

目標
4分 **30**秒

学習日

月　　　　　日

かかった時間

分　　　　秒

この問題の答えは **390** ページ

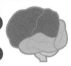

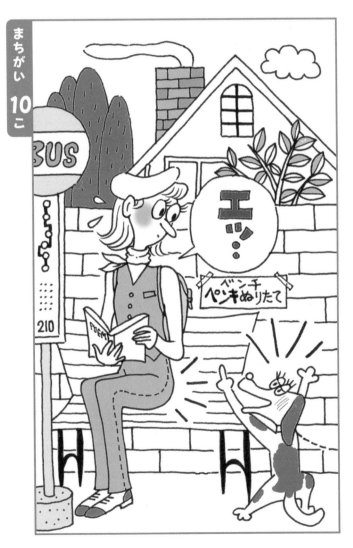

ペンキ塗りたて

服についたペンキを落とすのはなかなか大変。バスが来たら、
このままペンキのついたパンツで乗るしかない!?
　２枚の絵を見比べて、違っているところを探してください。

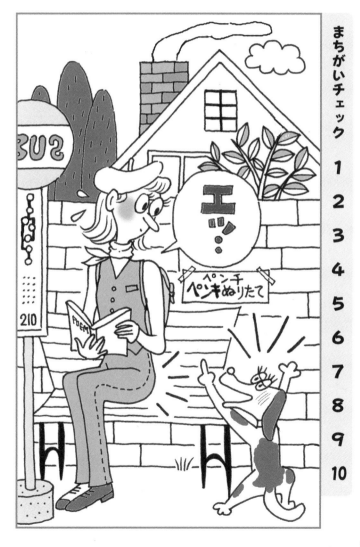

まちがいさがし

180
日目

活性化される脳の部位
頭頂葉、前頭葉

強化される能力
注意力

目標
8分 **30**秒

まちがい **10** こ

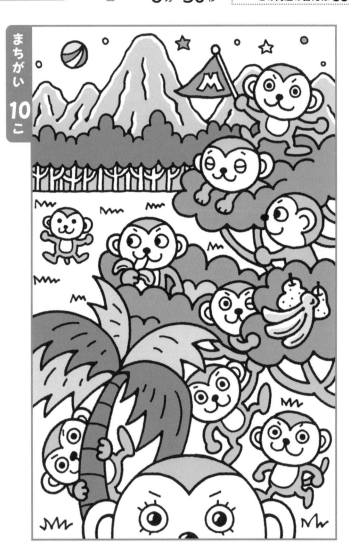

猿の惑星

地球から○光年。ここは地球の猿たちとそっくりな種族が住んでいる猿の惑星。地球の猿がうらやむだろう猿の楽園。

2枚の絵を見比べて、違っているところを探してください。

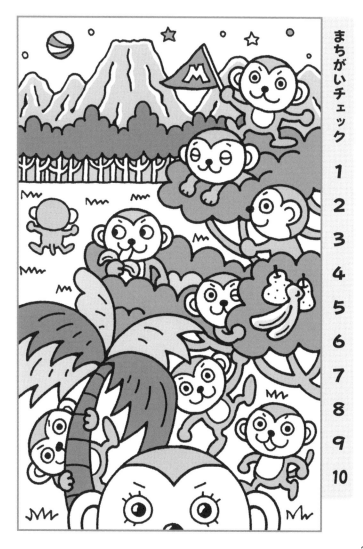

まちがいチェック

1 2 3 4 5 6 7 8 9 10

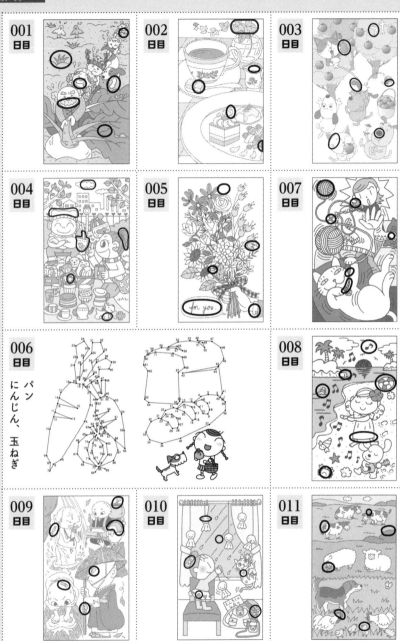

001
日目

002
日目

003
日目

004
日目

005
日目

007
日目

006
日目

パン
にんじん、
玉ねぎ

008
日目

009
日目

010
日目

011
日目

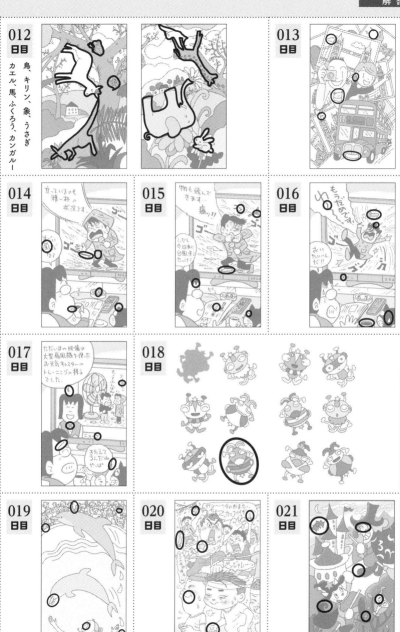

375

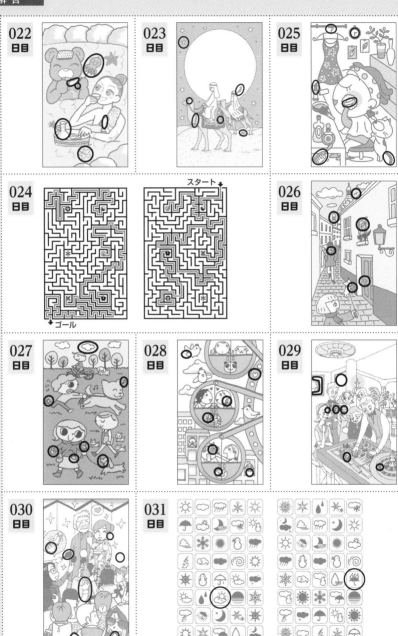

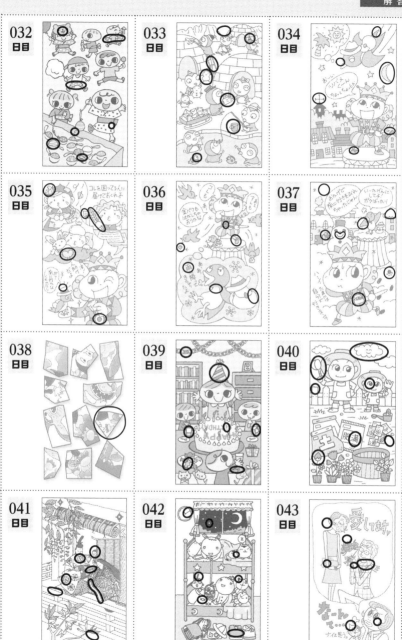

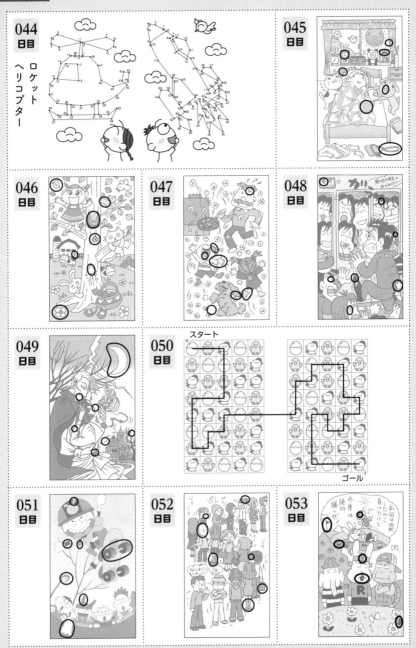

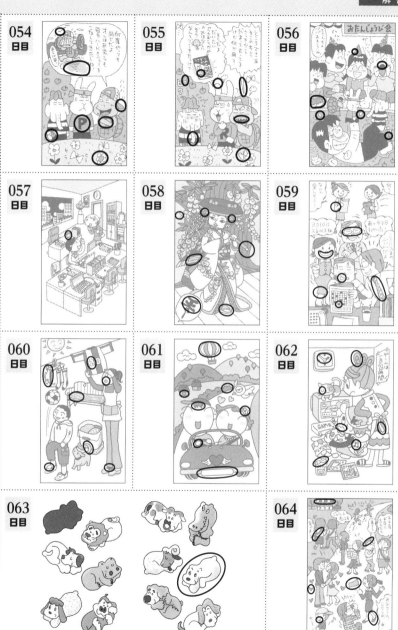

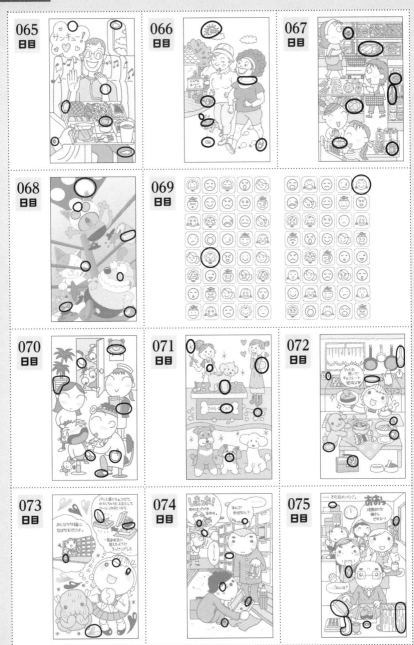

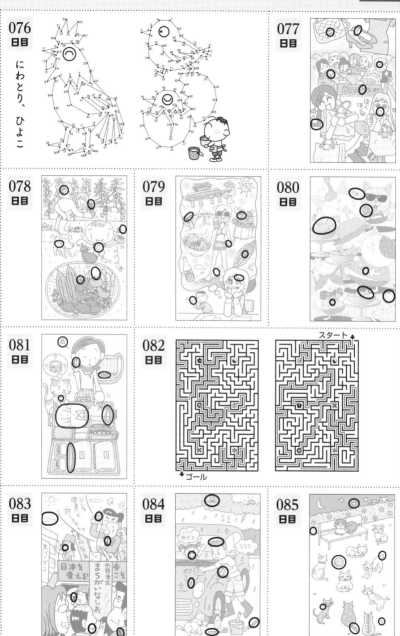

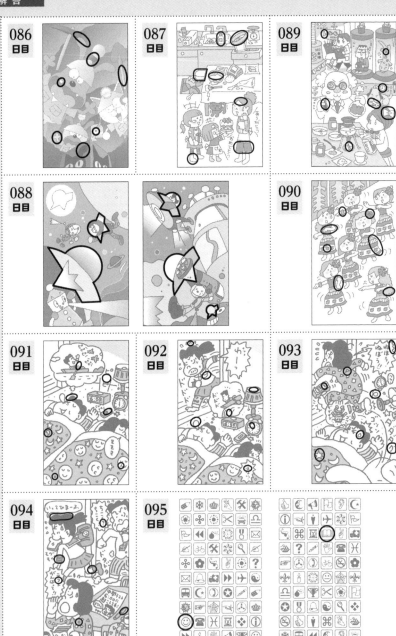

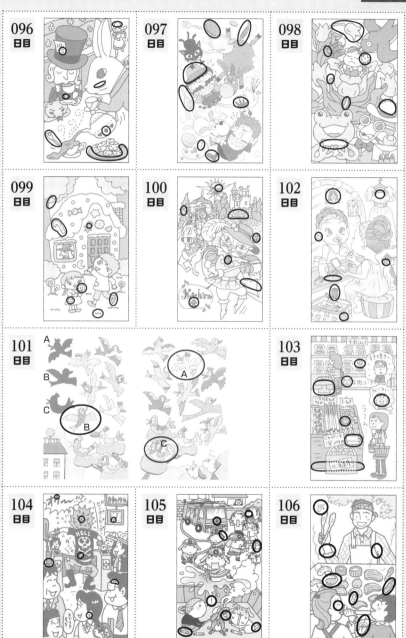

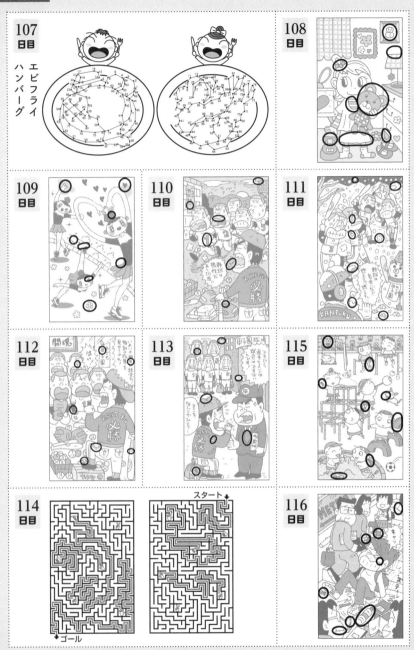

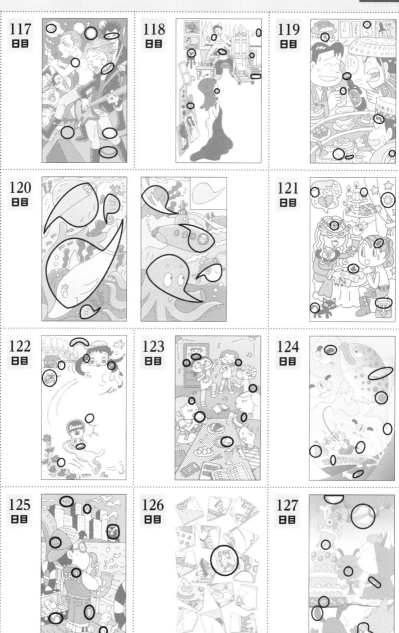

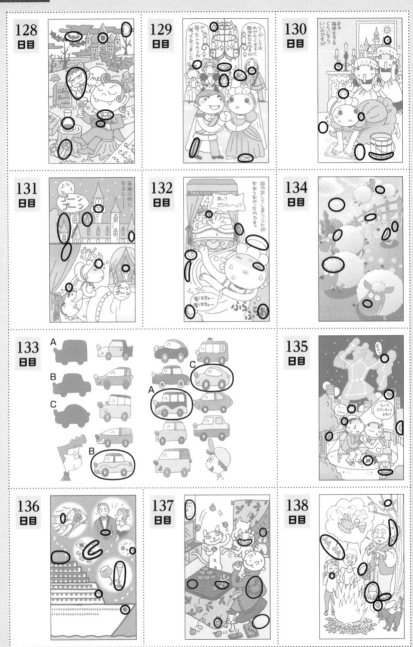

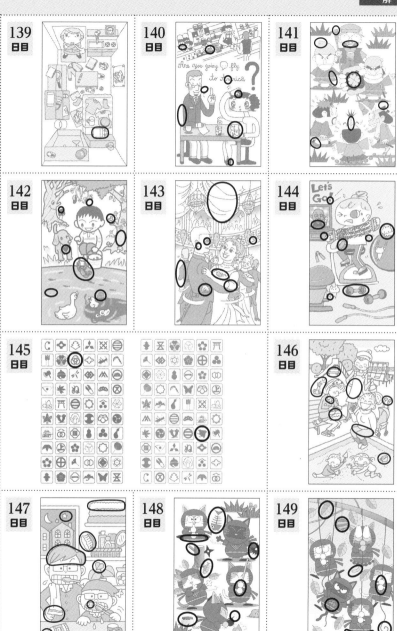

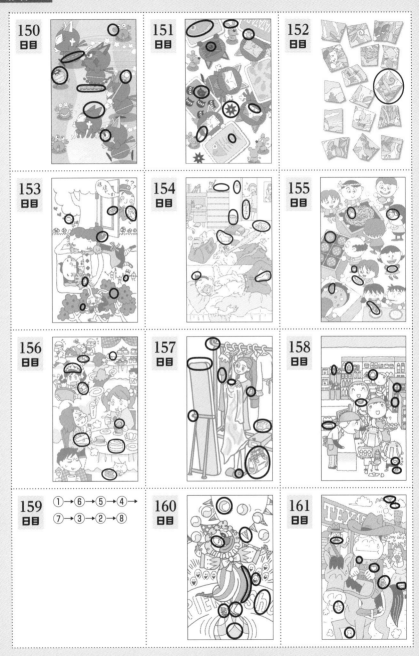

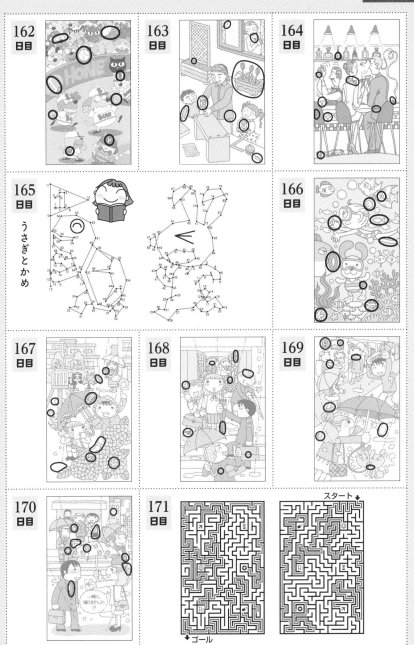

162 日目

163 日目

164 日目

165 日目 うさぎとかめ

166 日目

167 日目

168 日目

169 日目

170 日目

171 日目

スタート

ゴール

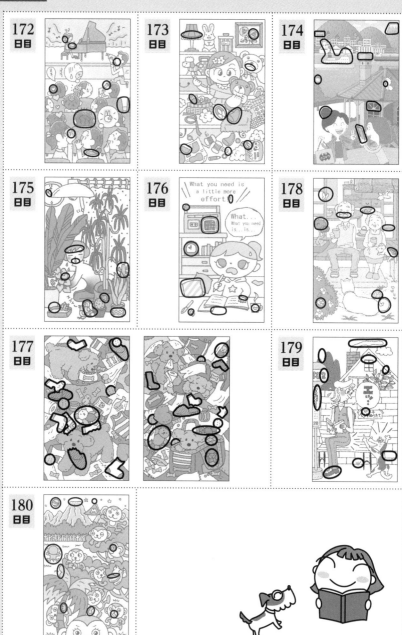

監修／篠原菊紀

東京大学教育学部卒業。同大学院教育学研究科博士課程を経て、現在、公立諏訪東京理科大学医療介護・健康工学部門長。テレビや雑誌、NPO活動などを通じ、脳科学と健康科学の社会応用を呼びかけている。

パズル制作／

赤澤英子　安藤美紀子　大西憲司　奥谷敏彦　小野千賀子
オモチャ　カツヤマケイコ　カルメンシータ　久住卓也
ごとうみほこ　さこやん　しばたなおこ　たきもみ　てらかわよしこ
フジサワミカ　ホシノユミコ　本戸朋子　紅葉　森本ピパ

表紙デザイン／山口勉デザイン室
本文デザイン／土屋貴章（株式会社オフィス303）
イラスト／赤澤英子
編集／末永瑛美
編集協力／石村明淑（有限会社ボーン）
校正／株式会社ヴェリタ

1日1問 脳活まちがいさがし180日

発行日　2021年1月30日　初版第1刷発行
　　　　2023年7月5日　　　第3刷発行

監修者　篠原菊紀
発行者　竹間 勉
発行　株式会社世界文化ブックス
発行・発売　株式会社世界文化社
　　　　〒102-8195　東京都千代田区九段北4-2-29
　　　　電話　03-3262-6632（編集部）
　　　　　　　03-3262-5115（販売部）
印刷・製本　中央精版印刷株式会社

©Sekaibunka-sha, 2021. Printed in Japan
ISBN　978-4-418-20222-5
落丁・乱丁のある場合はお取り替えいたします。
定価はカバーに表示してあります。
無断転載・複写（コピー、スキャン、デジタル化等）を禁じます。
本書を代行業者等の第三者に依頼して複製する行為は、
たとえ個人や家庭内での利用であっても認められていません。
本書は、パズルBOOKS『間違い探し』シリーズを再編集したものです。

1日 1問 脳活 シリーズ

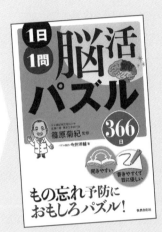

1日1問
脳活パズル 366日

篠原菊紀 監修　今井洋輔 著
400ページ　定価：1,100円（本体1,000円＋税10%）

脳が活性化するパズルを366問（1年分）掲載。数字パズルや漢字パズル、ひらめきパズルや論理パズルなど、多種多様なラインナップを楽しめます。

1日1問
脳活漢字パズル 366日

篠原菊紀 監修　杉本幸生 著
384ページ　定価：1,100円（本体1,000円＋税10%）

脳が活性化する漢字パズルを366問（1年分）掲載。四字熟語や難読漢字、漢字とんちパズルや漢字ひらめきパズルなどさまざまな漢字パズルが楽しめます。

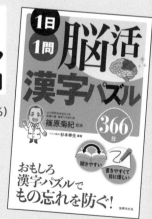

店頭にない場合は書店にてご注文ください。

もの忘れ予防に1日1問繰り返しの脳トレ！

世界文化社